52

新 知
文 库

XINZHI

La Mort

活着有多久

关于死亡的科学和哲学

［加］理查德·贝利沃　丹尼斯·金格拉斯 著

白紫阳 译

生活·读书·新知 三联书店

图书在版编目（CIP）数据

活着有多久：关于死亡的科学和哲学 /（加）贝利沃，
（加）金格拉斯著；白紫阳译.—北京：生活·读书·
新知三联书店，2015.1 （2021.4 重印）
（新知文库）
ISBN 978 - 7 - 108 - 05002 - 1

Ⅰ.①活… Ⅱ.①贝… ②金… ③白… Ⅲ.①死亡－
研究… ②死亡哲学－研究 Ⅳ.① R339.3 ② B086

中国版本图书馆 CIP 数据核字（2014）第 073357 号

责任编辑　王　竞
装帧设计　薛　宇
责任印制　董　欢

出版发行　生活·讀書·新知三联书店
　　　　　（北京市东城区美术馆东街 22 号 100010）
网　　址　www.sdxjpc.com
图　　字　01-2020-6608
经　　销　新华书店
印　　刷　北京隆昌伟业印刷有限公司
制　　作　北京金舵手世纪图文设计有限公司
版　　次　2015 年 1 月北京第 1 版
　　　　　2021 年 4 月北京第 7 次印刷
开　　本　635 毫米 ×965 毫米　1/16　印张 14.5
字　　数　120 千字　图 96 幅
印　　数　28,001 – 31,000 册
定　　价　32.00 元
（印装查询：01064002715；邮购查询：01084010542）

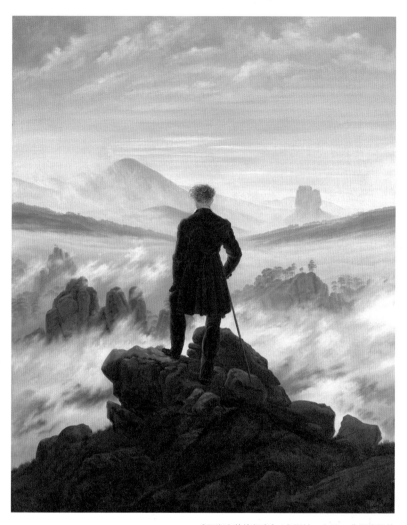

《云海中的旅行者》，卡斯帕·大卫·弗里德里希

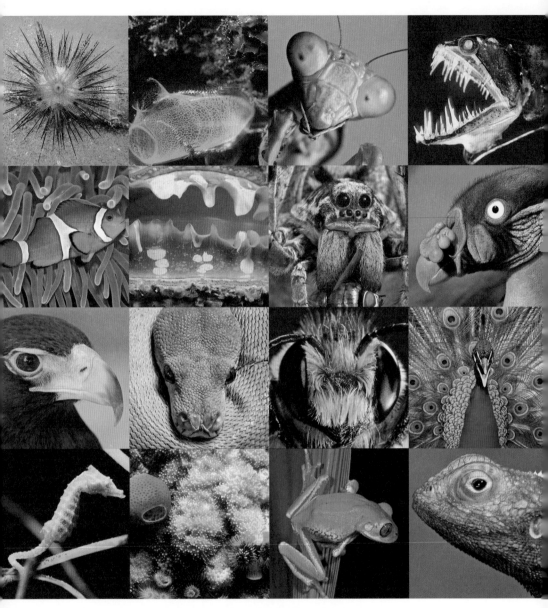

在问出"为什么会发生死亡"之前，我们应该首先讶异于生命居然
会横空出现在我们生存的地球上，甚至还建立了如此丰富多彩的物
种多样性。图为：海胆／某种海鞘，周身布满尾索／螳螂／龙鱼／小
丑鱼／蛤蜊／狼蛛／国王秃鹫／兀鹫／绿蟒／蜜蜂／孔雀／海马／圣诞
树管虫（大旋鳃虫）／树蛙／飞蜥

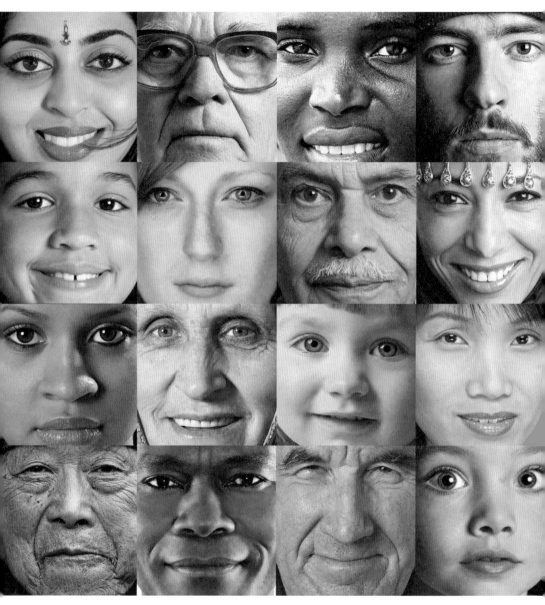

一对男女所生下的孩子只是 70 万亿个可能出现且彼此不同的孩子中的一个。人类个性的多样性就是根源于传奇般的基因多态性

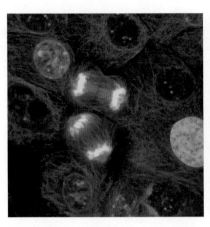

显微镜下观察到的细胞分裂。在分裂的过程中，两个子细胞中的一个会包含较多的受损结构，这终会威胁到其子代的持续生存

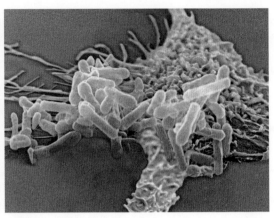

巨噬细胞（紫色）侵袭无名细菌（红色），死亡与生命错综复杂地纠缠在一起（详见第二章）

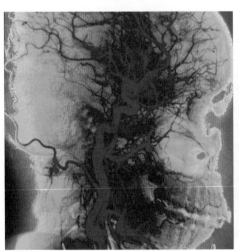

脑血管造影下显示出的脑血管形态；珍贵的氧气以血液作为载体，游经总度达数千公里的毛细血管网，传递到周身的所有细胞（详见第二章）

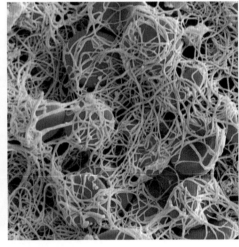

在电子显微镜下，红血球（红色）与纤维蛋白（灰色）相互粘连形成血液凝块，其造成的血管堵塞会造成多种悲剧（详见第五章）

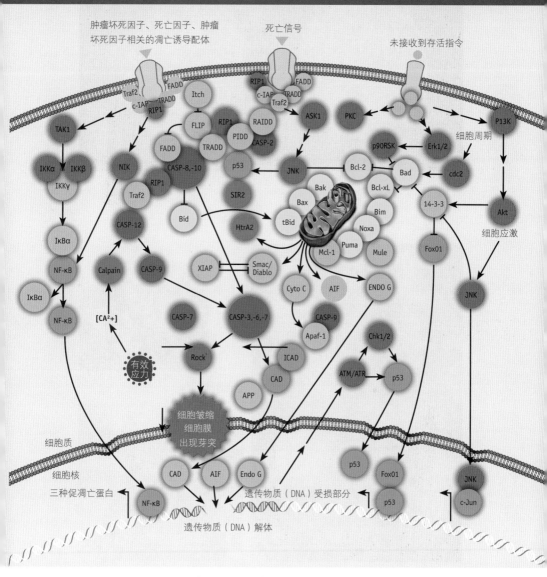

图8 细胞凋亡过程的分子级复杂度演示

第二章图8，细胞的牺牲。死亡之酶（半胱天冬酶）如一把当之无愧的分子手术刀，将细胞完全拆解，并有条不紊地将组成细胞的成分——撕碎

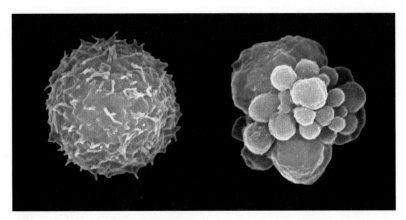

正常的白细胞（左）和凋亡过程中的白细胞（右）

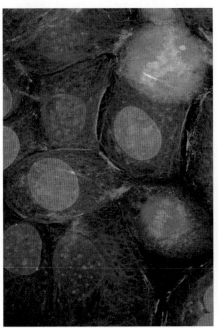

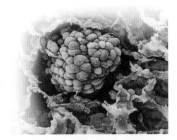

肺癌细胞团（第五章）

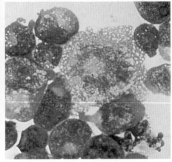

显微镜下的乳腺癌细胞（第五章）

显微镜下被 HIV 病毒感染的 T 型淋巴球细胞（第六章）

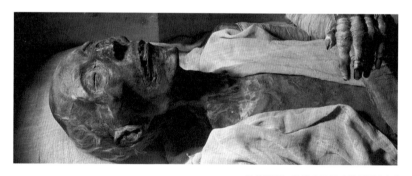

冠状动脉阻塞示意图

血液流动阻塞

血液凝块阻塞
动脉

斑块聚集

冠状动脉：为心脏肌肉
供给血液和氧气

心脏肌肉　坏死的心脏肌肉

来源：www.pdrhealth.com

第五章图4，心肌梗死依然是最为常见通常也是最为致命的心血管疾病，其发作到死亡的病程可能只有数个小时

拉美西斯二世的木乃伊（详见第十章）

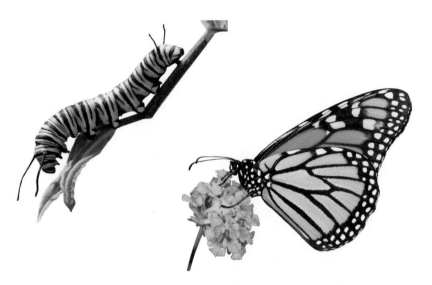

帝王蝶以及帝王蝶的毛虫——毛虫以剧毒的马利筋为食，长大成蝶后，体内也有很高的毒质浓度，以致鸟儿吃了它会引发剧烈呕吐（详见第七章）

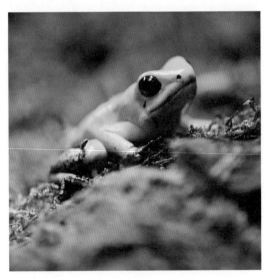

金色箭毒蛙，只要与其进行皮肤接触就足以毒死一个成人

新知文库

出版说明

在今天三联书店的前身——生活书店、读书出版社和新知书店的出版史上，介绍新知识和新观念的图书曾占有很大比重。熟悉三联的读者也都会记得，20世纪80年代后期，我们曾以"新知文库"的名义，出版过一批译介西方现代人文社会科学知识的图书。今年是生活·读书·新知三联书店恢复独立建制20周年，我们再次推出"新知文库"，正是为了接续这一传统。

近半个世纪以来，无论在自然科学方面，还是在人文社会科学方面，知识都在以前所未有的速度更新。涉及自然环境、社会文化等领域的新发现、新探索和新成果层出不穷，并以同样前所未有的深度和广度影响人类的社会和生活。了解这种知识成果的内容，思考其与我们生活的关系，固然是明了社会变迁趋势的必需，但更为重要的，乃是通过知识演进的背景和过程，领悟和体会隐藏其中的理性精神和科学规律。

"新知文库"拟选编一些介绍人文社会科学和自然科学新知识及其如何被发现和传播的图书，陆续出版。希望读者能在愉悦的阅读中获取新知，开阔视野，启迪思维，激发好奇心和想象力。

生活·读书·新知三联书店

2006 年 3 月

献给
所有那些死去比活着时教给我们
更多东西的人

目　录

Contents

前　言

生命是一段丰富多彩而又激动人心的历程。每个人的一生都是其扩展视野和认知领域的一次机会，尽管其中有相当一部分会被痛苦和悲伤占据，但更多的是为了实现人生中情感、事业或物质方面的种种梦想而直面重重挑战的一个过程。今日医学的昌明将人类的寿命和生存质量都提升到了一个史无前例的水平，得以生活在这样一个时代，我们非常幸运。在此基础之上，像我之前的几本书中谈到过的，如果我们在日常生活中养成了若干良好习惯，就可以最大程度地避免多种致人失能的慢性疾病（如癌症、心脑血管疾病、Ⅱ型糖尿病、阿兹海默症等）的困扰，充分享受加长版人生带给我们的一切丰盈体验。所有的这些预防手段，加上现代医药强大的修复功能，不仅延长我们的寿命，提高生命质量，而且还让我们得以更深刻地感受生命中的每一个时刻，见证并亲身参与我们所生存其中的社会的每一步演变。

人类是生物界中唯一一个不会停留于满足生存和种族延续等基本功能性需求的物种，这种纯粹对于生命的热爱（以及其衍生出的追求成功和进步的价值观）使得"死亡"这个无可避免的字眼显得格外地难以接受。特别是在我们这个时代，人们习惯于过度消费，对成功的定义更多地局限在对物质和权力的占有，而越来越忽视反思生命的脆弱，死亡也就被看作人生中终极的悲剧事件，普遍地被简单粗暴地忽视、逃避甚至否认。

为什么要写一本关于死亡的书呢？作为癌症研究人员，我们总是在与死亡正面对垒，我们的研究目的是建立一种治疗手段，可以选择性地杀灭癌性细胞，避免过多地耗损健康细胞。为了增进对于生命的理解，他们首先要进一步了解死亡，并且日夜不息地巡航于生死之间那一条细细的分界线之上。我们在神经外科和神经肿瘤学方面的研究工作致力于研发治疗脑部肿瘤的药品，脑肿瘤是癌症中最可怕的一种，因为它所攻击的是界定我们人类物种特征的核心器官，这个器官也是我们称自己为"拥有独立人格的个体"的根源。更为重要的是，我们在研究中所遇到的那些人——那些罹患严重病痛的人——会比我们每日擦肩而过的熙熙攘攘更能引发对于"死亡"特别切肤而深刻的反思。他们面对死神时那深渊般的绝望和绝对公正的态度，是我们在对生命的意义和脆弱本质进行深度探究时无可替代的灵感源泉。这本书就是在我们的医学研究和这些令人深思的访谈中所衍生出来的不得不发的一些感受。

死亡是不可能预防的，但我们可以通过认识到生命得以延续的那套机能和运转过程是多么的脆弱乃至不靠谱，来降低死亡给我们带来的恐惧感。科学方法，一如既往地是理解我们周边世界各种现象的最重要手段，它可以对死亡所涵盖的各种神秘机理进行解密，以一种全新的视角去审视在当今社会仍然被视为忌讳之尤的这个范畴。能够开放地去谈论死亡，我们才能了解它到底是什么，才能理解它为什么无可逃避，从而激发我们的勇气，淡然地逼近那个窥伺着我们所有生灵的终极挑战，使我们能够意识到生命的可贵，珍惜每一分一秒，回味每一点一滴。理解死亡，用心生活，也就是这本书所要带给读者们的主旨了。

引 言

> "贫者士之常也，死者人之终也，处常得终，
> 当何忧哉？"
>
> ——《列子·冲虚经》，约公元前 400 年

传说东方禅宗记载着这样一段广为流传的公案，徒弟问师傅："老师，我们如何能够战胜死亡？"师傅回答："学习好好活着。"徒弟又问："那么，老师，我们怎么才能学习好好活着呢？"师父玄而又玄地回答道："只要你能战胜死亡……"

这段有趣的对话很好地概括了自人类物种出现在地球上以来一直困扰着我们的这个两难悖论的精髓：既然人生无一例外地终结于死亡，如何为其寻求意义？作为哲学和宗教这两大体系的核心推动力，这个明显透着存在主义色彩的问题占据了几千年来几乎所有伟大思想者的灵魂。柏拉图、圣奥古斯丁、但丁、笛卡尔、尼采、海德格尔和萨特，这些人的思想之所以能够穿越诸世纪的重重迷雾影响着今天人们对于生命的观点，很大程度上是因为他们对

于人类面对死亡状态的深刻思考，能够印证我们对于自身存在的脆弱性所感受到的疑惑。

我们总会自问：自己在世界上如匆匆过客般的一生是否有任何意义？有这样的疑问是很正常的，作为如人类这样的"理性动物"，总是会不断探究周遭世界中一切自然现象的意义。"生而为死"这件事儿，看上去是决然不可理解的，零和无用，且不合逻辑，在不得不承认其作为自然规律的绝对合理性的同时，困惑和焦虑的感觉依旧萦绕不去。经常会听到类似"死亡是人类唯一的共同点"的说法，那"手持镰刀，身材颀长的大收割者"[1]无差别地袭击任何人，丝毫不问你是衣不蔽体还是富甲天下，天纵英才还是浑浑噩噩，国际巨星还是籍籍草民。从这个角度来讲，"死亡面前人人平等"这个同样不容否认的现实，算是在自己临终或是失去生命中重要他人的时候可以得到的一点微末的慰藉了。

自从 20 万年前"智人"种族在地球上出现以来，将人类作为一个整体来说，已死亡的人数约以十亿计。单就数字来看，这似乎只描述了一个令人不快而又老生常谈的现象，但是，其中每一次哪怕再无足轻重的死亡，都是一个悲剧，标志着一个独一无二的鲜活人生就此终结，在死者及其亲人的眼中，他的生命与你我的生命同样值得珍惜。死亡无疑是自然秩序的体现，但也是我们每个人最终要独自面对的终极试炼。请试想一出结局已经给出的戏剧，我们作为演员和作者，每天都要为之填进一个场景，还要费尽心力，按照合理的逻辑为它理顺一切来龙去脉和前因后果。到最后一幕完结，大幕尚未完全拉下之前，我们都在尽自己所能试图理解那早已注定的结局，给这美丽

---

1 指西方文化中死神的惯用形象，文中采用的是约定俗成的叫法："大收割者"。——译者注。以下若无特殊说明，均为译者注。

故事的生硬结尾赋予意义。因此，为了赋予人生意义，有时我们不得不先为死亡找到某种意义。

尽管人类历史的进程中布满了对于种族演进贡献突出的里程碑（如工具的发明、火的控制、语言的创造等），但说到现代意义上的人类（智人）诞生的最有力线索，公认的标志是原始葬仪的出现。从这些距今足足十万年的穴居人的墓葬里明显体现出的仪式中，我们除了可以见证死亡引发的焦虑之外，同时也发现了人类试图对于死亡的意义进行解读的最初迹象。从最早的遗迹开始，很多这样的墓葬中即包含了让死者重生的元素，如将尸体摆放成胎儿的体位，希望可以重现子宫的生育能力；或是将尸体涂成可能是代表着维持生命的血液的赭红色；以及在墓穴中发现的如陶器、武器之类的日常生活用品，用来保证死者重获新生之后仍然可以成就彪炳。对于"如何战胜死亡"这个问题，人类的最初反应似乎是寄希望于生命不会在世界上短暂存在之后就告终结；这种愿望贯穿着整个人类历史，并通过不断地创造愈发复杂的葬仪和宗教符号表达出来。尽管这些宗教仪式在岁月的长河中都发生了显著的变异，但从根本上，对于如何面对死亡焦虑的探询中，无一例外地传达了同一个信息：人间的生命只是一个阶段，只是一个更加长远的过程中的一个可见的部分，那么在人死后获得重生也就是顺理成章的结论了。

某位亲友逝世时，我们总会突然变得手足无措。像父母、祖父母、叔伯辈这些老年人，还包括所有在我们童年时期有着举足轻重地位的其他长辈们，即使他们得以长寿善终，即使我们早已默默承认他们的逝去完全是顺应自然，他们的过世仍会是一次带来巨大悲恸的事件。像朋友、伴侣、同事、同学，这些仍然年富力强的人们的消逝，带给我们的则是更令人难以接受的震惊，以及对不公命运徒劳反抗的纠结情绪折磨。而最残酷的死亡，就是拥有无限美好未来的孩子的夭

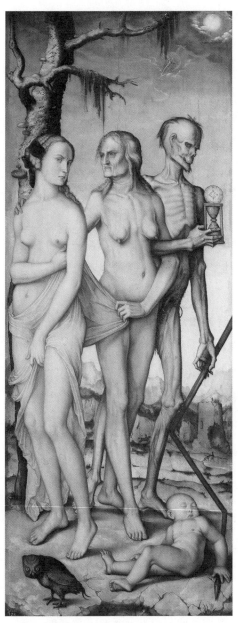

巴尔东·格伦：
《三个年龄段的人生与死神》

折，这是大悖自然之理、决然无法理解更无法接受的事情，在心里留下的深深创痕，即使是时间的流逝也终无法令其完整愈合。正因为我们清醒地意识到死亡是一个可怖又残酷的事件，永远在暗中窥视威胁着，它会永久剥夺我们与生命中珍贵的人相处的机会，所以正如拉罗什富科（La Rochefoucauld）在 17 世纪时所说，"死亡如同阳光，都是无法逼视的"。

如果说为了身边人的亡故而落泪并珍重关于他们的回忆，是我们人性中最崇高部分的表达的话，那么由我们自己的死亡而引发的焦虑，可是种毒害生命的实实在在的负担。实际上，死亡所引发的恐惧中，最大的一部分都是来自于对我们自身的死亡的畏惧，不管我们是否相信关于死后生命之延续，死亡仍然总是被视作交流的禁区，至少在提到的时候会特别小心措辞，尽量保留；这就有点儿像弗洛伊德曾说过的，我们在潜意识里抗拒关于自己死亡的念头。在我们看起来，造成这种不安最主要的原因，是由于我们对死亡这个概念缺乏了解：我们为什么会死去？我们生命中的最后几个小时都会发生什么？令人迷惑的是，尽管世间每一种宗教、每一次哲学思潮，都无一例外地对死亡进行了心理层面、社会层面以及玄学层面的深度探析，但我们绝大多数人即使对于生命过程的机理都知之甚少，更遑论引致死亡的那些关键事件。我们很难真正地领会，人的生命是何等机巧乃至难以置信的一次经历，很难想象将拥有生命这一惊人事件的本原追溯到三十亿年前出现在地球上的一个原始细胞。另外，我们并不晓得死亡本身并不是一个错误的结局，更远非生命的不义不公，而是生命演化到我们这个种族出现在地球上的过程中最为核心的一个环节。这种认识的缺乏很令人遗憾，因为不管这听起来多么自相矛盾，但更好地理解死亡，的确有助于我们更好地了解生命，更有助于我们充分地珍惜这永恒中脆弱而短暂的一瞬；在这一瞬之间，我们拥有无限的权力，去活着。

本着这种精神，我们写了这本书，为广大读者提纲挈领地介绍一下生命的来龙去脉，并借助很多现实中的案例阐明引领我们走向死亡的多种因素。为什么癌症这种疾病会如此致命？那些重量只有不到十亿分之一克的病毒或细菌何以在几天之内，甚至几小时之内夺去一条生命？为什么有些外伤可以致命，而另外一些看上去更加严重的伤口却只会造成表面上的损害？人是怎样被毒死的？最后，即使我们得以逃过所有这些考验，我们为什么最终还是会逐渐衰老而死？我们希望能够向您传达我们所坚信的理念，那就是理解走向死亡的全过程，有助于更理性地估计与生命息息相关的生活中的各种限度和边界，并有助于理解在何种情况下死亡将成为生命的唯一符合逻辑的结论。将死亡驯服才是充分享受生命的最好方式，不是吗？

第一章

物质的灵魂

La mort dans l'ame

> 友人的逝去所令我们深陷其中的痛楚，其实来自于我们内心中都存有的一种难以言喻的情感，这种情感是属于自己而又针对自己的，因此也是决然不会痊愈的。
>
> ——亚瑟·叔本华（1788～1860）

一些人对于死亡总有着一种忧郁的恐惧感，他们更倾向于不去谈论，甚至想也不去想这回事儿；而对于另外一些人，生命形式上的终结给他们带来的困扰倒不是很严重，反而是步向死亡的过程更令他们焦虑，特别是在感受有可能是此生呼出的最后一口气之前的那种身体和心理上的煎熬。死亡是个沉重的问题，在它面前没有任何人可以无动于衷，不管我们对于生命终结的态度如何，必须承认，"展望人生，只见死亡"是无法带来任何愉悦和轻松的情绪的，而这总是会使我们感到无可奈何。

死亡带来的焦虑对于任何热爱生命的人来说都是无法逃避的，但我们仍有可能通过深入地认识生命最后的几个关键时刻中发生的那些状况来从某种程度上弱化这种恐惧。人类所具有的一种最伟大的素质，就是如饥似渴地寻求对身边世界中所有现象的理解。这种天性中的好奇心就如同发动机，促使我们积累了出奇丰富的知识，从而完全改变了我们在这个星球上所处的地位，并逐渐将世界改造成为今天我们生活的这个面貌。从科学的观点看来，这些知识积累的重要性从各种各样的先进技术中得到了充分的体现，这些技术如今已经成为我们日常生活中不可分割的部分，比如，直接得益于各种现代制药技术，我们的寿命才得以出奇地延长。但是，科学的应用并不只限于物质上创造出新的技术流程和革命性的诊疗方法，同时也要参与到我们的思想以及世界观的演进过程中来，例如帮我们更好地认清令我们得以在地球上生存的，以及导致我们死亡的诸多自然因素。死亡并不像我们通常想象的那样神秘；正相反，这是一个正常而普通的事件，甚至可以引人入胜，我们绝对需要好好地认识死亡，以便扩大我们的眼界，从一个全新的视角重新审视和探讨生命的范畴。

最后一口气

我们可以把所有的致死原因分成四大板块（图1）：(1)病理致死（癌症、心血管疾病、糖尿病、基因型疾病及其他）；(2)受病毒、细菌、原生生物感染致死（流感、结核病、疟疾、艾滋病）；(3)重创致死（创伤、枪击或冷兵器等）；(4)由各种毒质侵击器官致死。

这些事件在人体上产生的是完全不同的效应，我们在后面的章节中将逐一详细地讲到，病毒感染致死、在严重车祸中遭遇不幸，以及癌症暴发的致死机理都是完全独立且相互区别的，不过，抛开种种差异，所有这些事故最终都同样地会导致维持生命的机能终止活动，即

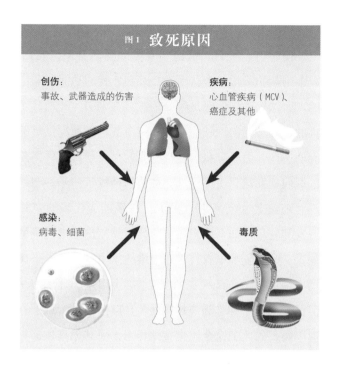

图1 致死原因

创伤：
事故、武器造成的伤害

疾病：
心血管疾病（MCV）、癌症及其他

感染：
病毒、细菌

毒质

以某种方式阻断对人体各个器官的氧气输送。尽管每个生命都是独一无二的，尽管导致其生命终结的环境条件也大相径庭，但是从生物学的角度来看，死亡本身仍然是一个相对简单的现象：不管死因是疾病，是感染，是创伤还是毒质，从根本上导致死亡的原因都是一样的，即人体器官的维持生命功能由于缺乏供氧而导致的生理性中止。

心脏还是脑？

几千年以来，心脏停止跳动以及呼吸的停止一向被视作最可靠的判断一个人死亡的标准。用战场上的军医做个例子——在紧急情况下最快捷地判断士兵是否已殉职的方法，就是将一块镜子放在其口边，确认镜面上是否还有哈气。

但是时至今日，从医学专业的视角看来，死亡成了一个有时候极难判断的医学状态。因为心脏和大脑的功能是非常紧密地相互联系的，所以要确认到底是哪一个器官首先引致死亡状态，通常是非常困难的。心脏要向大脑输送携氧的血液，以便提供足够的养料维护神经元的运作，而心脏肌肉进行舒张的必要前提条件则是需要大脑的特定区域向其发送自主神经（亦称植物神经）信号。

随着上世纪50年代的人工呼吸器为代表的多种复苏抢救技术的开发和应用，如今要想在生与死之间划出一道明确的界限已经是越来越难。这些复苏抢救技术通过维持重度昏迷条件下病人的心肺功能而彻底地颠覆了传统死亡的概念。实际上，尽管病人的心脏仍旧跳动，但已被引入一种称为"超昏迷"（亦称"过度昏迷"）的状态，在此情况下病人的大脑完全停止发挥作用，而其他维生器官也仅能依靠人工手段得以维持运作。在某些病例中，病人进入重度昏迷状态后，由于大脑中控制心肺活动的运动中枢并未受损，因而仍可以不依靠器械辅助而逐渐复苏，这就使得情况变得更加复杂。前以色列总理阿里埃勒·沙龙先生就是一个典型的例子，沙龙先生2006年发生脑血管意外被击倒，直到笔者写下这几行文字之时，仍然一直处于深度昏迷状态，只能靠插管来人工协助摄取养分，并且必须时常移动位置以避免生褥疮。由于其大脑绝大部分已经萎缩，只保留了维持生命所必需的器官继续发挥功用的一点性能，因此他再也不能从昏迷中苏醒了。[1]

这些人是不是已经死去了呢？这个问题不好回答，因为这个问题的答案直接依赖于对生命的定义。在一部分人（主要是有某些特定宗教信仰人士）看来，任何形式的生命都是必须得到保护的，不管是处

1　沙龙已于2014年1月11日死亡，深度昏迷时间长达八年。

　　　　活着有多久：关于死亡的科学和哲学

在胚胎阶段还是变成植物人。鉴于此，根据犹太教《摩西五书》的训示，人类生命有着绝对的神圣属性，因此禁止人为引发死亡；就沙龙先生的案例来说，其后续的看护诊疗举措是根据犹太宗教的要求而必须持续的。但在多数为世俗管理的社会中，尽管这个问题时常会引发激烈的争论，但大多数人认为生命不应该表现为仅能依赖人工手段维持基本生理活动的状态。死亡并不仅仅是肉体的范畴，而首先是"人格"

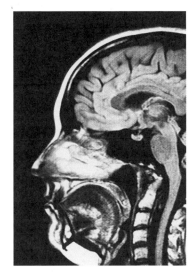

人颅脑 X 光透视图

的死亡，是以在世间一切生物中独一无二的大脑机能所界定的、使人能够进行思考、能够与同类进行交互并表达情感的特质。从这个原则出发，那么如果说我们的生命与其他动物类相比是区别对待的，我们的死亡也应如此区别对待，即使心肺和所有其他器官对于生命的存续都是必不可少的，但只有脑的生死才应该是区分人类生和死的界限，因而这种"脑死亡"就必须同时在医学和法律维度上给予严格的界定。以今时今日的标准，当且仅当病人的神经状态满足以下指标时（图2），才可以宣布其进入脑死亡状态，这些指标是哈佛大学的一个医学和生物伦理学家小组于1968年确定的，包括意识丧失（昏迷）、脑干相关反射丧失（无痛感反射、无瞳孔反射、对催吐和催咳无反应）、呼吸暂停（无法进行呼吸）。同时，这种已经相当严格的诊断指标仅可在排除了所有麻醉或毒性反应、低温疗法和其他药物造成的机体紊乱时方能有效，因为在这些状况下生理机能的运作可能会被极端放缓，从而与脑死亡状态造成混淆。当所有的标准都显现出显著特征，对于病人无

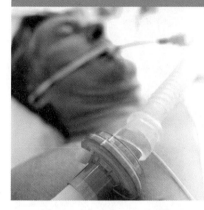

图2　脑死亡诊断参考指标

- 临床昏迷症状
- 致昏迷的病理导因明确
- 无其他干扰临床症状因素，如低温疗法、药物、内分泌或电解质紊乱等
- 无脑干反射
- 无小脑运动反射
- 呼吸暂停
- 每6小时进行重复诊断
- 当临床诊断项目无法提供可靠数据时需进行验证检测结果
- 需两位医师分别进行诊断确认

法重获大脑机能的结论没有任何疑议的情况下，当合议为确认死亡。

在修修补补中进化

对于将脑死亡作为确认人体死亡的最终指标是完全有道理的，脑是维持生命不可缺少的一个器官，而且切实扮演着总指挥部的角色，脑由万余亿个神经元构成，分别构成功能各异的区域，各个区域共同运作，一方面维持着最基础的生命功能（呼吸、心跳、消化、性冲动等），另一方面形成了我们人类与外界环境交互的基本方法，并同时在内外需求之间调配，保持协同一致（图3）。

这个高效的组织结构可绝不是一夜之间就凭空自我创造出来的，而是相当长的进化的结果，在这个过程中，有些较为复杂的结构逐渐地移植到了一个所谓的"基础层脑"中，其主要功能就是调节生命的基础需求。这套常被称为"爬行动物皮层"的基础控制系统直接与脑干和小脑进行互联，通过控制例如心跳频率、呼吸节奏、基础体温和

　　活着有多久：关于死亡的科学和哲学

平衡功能等指标来确保人的生命机体有序运行。而与真正爬行动物的脑结构相反，这部分的脑仅是作为一个"附件"，于一亿五千万年前以大脑边缘系统的结构出现在小型哺乳动物中，形成了海马体、下丘脑、杏仁体等结构并进行重组而成，其功能对于人的情绪和行为起着决定性的影响作用。但大脑结构真正成熟并形成极为复杂的系统还是要归功于脑皮层的出现，如思想、语言、意识、想象等高级功能都是由这个区域创生出的。人脑的发展出色地为弗朗索瓦·雅各布[1]（François Jacob）在1981年对于进化演进提出的概念做了形象的例证："进化的过程就好比一个泥瓦匠在几百万又几百万年的时间里，慢慢地修整自

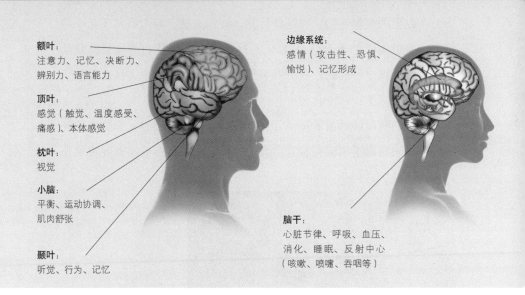

图3　人脑主要分区

额叶：
注意力、记忆、决断力、辨别力、语言能力

顶叶：
感觉（触觉、温度感受、痛感）、本体感觉

枕叶：
视觉

小脑：
平衡、运动协调、肌肉舒张

颞叶：
听觉、行为、记忆

边缘系统：
感情（攻击性、恐惧、愉悦）、记忆形成

脑干：
心脏节律、呼吸、血压、消化、睡眠、反射中心（咳嗽、喷嚏、吞咽等）

1　弗朗索瓦·雅各布（François Jacob, 1920—2013）：法国犹太裔生物学家，供职于巴黎巴斯德研究院，1965年与其同事安德烈·尔沃夫、雅克·莫诺共同以在酶参与原核生物转录作用调控上的贡献获得诺贝尔生物学奖或医学奖。

己的作品，没完没了地加以修饰润色，这边削去一点，那边增加一点，把握每一个可能的时机来进行调适，进行改变，进行创造。"

分子级的思想

脑能够制造出例如思想、情绪、智慧等如此抽象的现象，完全都要归功于神经元。这是一种具有高度专业性的细胞，其特点是身上长满了无数称为"轴突"和"树突"的枝杈部分（图4），树突英文名为 dendrite，词源即是希腊语中的"树"一词（arbre）。这些神经元可称为易感细胞或应激细胞——这些细胞可以由电势差激活，并由此通过一种称为"突触"（亦称神经键）的连接机制与其他神经元之间进行信息传递。据估计，一个神经元平均可以通过其树突和轴突建立一万个以上的突触链接，照这样计算，我们人脑有着大概几千亿个神经元，也就有着约千万亿个（10^{15}）这样的突触。我们的思想就是从这些突触链接中形成的，我们能够思考些诸如人生的意义什么的事情也就理所当然了！

电流之所以能够沿着神经元进行传播，是由于神经元细胞内和外部环境之间的离子构成存在着巨大差异；这个电荷构成的差异也就在

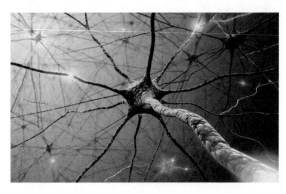

艺术概念化的神经元网络

　活着有多久：关于死亡的科学和哲学

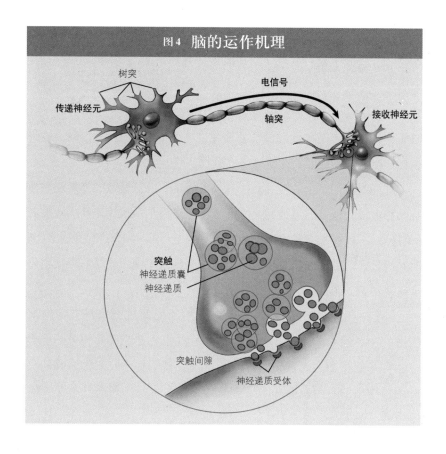

图 4 脑的运作机理

树突

电信号

传递神经元

轴突

接收神经元

突触
神经递质囊
神经递质

突触间隙

神经递质受体

细胞膜的两边造成了一个电势差。从能量的观点看起来，维持这个电势差是代价不菲的——尽管脑的重量只占人体的2%，但却消耗着我们20%的能量（主要是以糖的形式储存的能量），其中的80%就完全是用来维持电势差。不过我们不得不承认，考虑到一个足够分量的大脑所能给我们带来的好处，付出这些成本还是很必要的。这种电能可以通过脑电图的形式记录下来，用来测度意识状态以及大脑活动情况。

神经元传导的"神经冲动"，可以通过一种称为"神经递质"的分子（图 4）作为中介，激活突触所及的另外一个神经元。电流沿着神经元的轴突行至突触节点时，就会触发释放聚集在轴突末端的神经递质，这些分子就可以流向距离最近（有利范围约为 40 纳米，一微米的百万分之一左右）的另一个神经元的树突，并结合到某一个特定的神经递质受体。当一个树突上聚集的神经递质达到一个阈值时（有时需要二十多个突触同时激活才能建立一个有效的链接），电信号将被传递给接收神经元，并继续它的旅程。

那些没有能够抵达神经元树突或未能建立突触链接的神经递质面临两种命运：或是通过神经元的特定传送途径重新被传递神经元捕获（重摄取），或是被突触空间中的酶（特别是单胺氧化酶和乙酰胆碱酯酶）消灭，这些酶非常重要，第七章中会给大家演示当某些毒质阻碍了这两种酶的形成时，人体是如何迅速死亡的。

神经冲动的传递效果主要取决于神经元间进行信息交流时所使用的神经递质的性质。在六十多种可以作为神经递质的分子种类中，有些是相当为人熟知的，但这不仅仅是归功于它们为大脑的良好运转作出的贡献，更是因为它们具有作为毒品、药品的神经受体的功用（图 5）。

最突出的例子是多巴胺，它是一种控制行动功能的神经递质，若能够释放多巴胺的这类脑细胞退化，会导致帕金森氏症，该症表现为运动机能障碍（如放松状态下的肢体震颤以及肌肉强直）。与此同时，多巴胺还是控制"补偿行为"的神经递质。补偿行为是指由这种神经递质作用于脑的"快感中心"，使正在进行的这种激发感官愉悦的行为（如进食、性爱、吸毒等）能够重复性地进行。酒精、可卡因、尼古丁、安非他命等药物所引发的快感和满足感，其实都直接或间接地与神经突触链接中的多巴胺含量增加有关。

与多巴胺相似，一向被称为"幸福分子"的血清素在控制情绪的过程中起着核心的作用。不过神经元的过度活性将会引发幻觉，历

图5 几种主要的神经递质

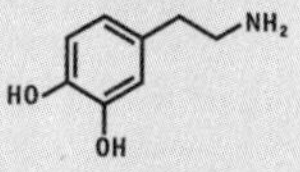

多巴胺（Dopamine）：这种化学物质负责调节脑的多个功能区域接收到的刺激，同时也在动机形成中起着主导作用。多巴胺缺失的状态下（如帕金森氏症），神经元的功能障碍会导致一些活动难以实现。反之，当多巴胺过剩时也会导致出现幻觉和神经失常状态。正是这种机能使得可卡因得以发挥作用，通过阻断无效多巴胺的重摄取过程而使其活动增强。尼古丁也同样可促进多巴胺的活动。

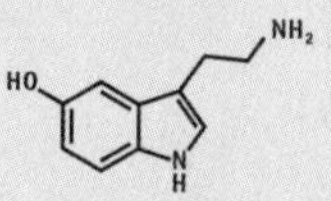

血清素（Sérotonine）：这种神经递质主要参与情绪、焦虑、食欲、性欲、睡眠、痛感、血压以及体温调节等神经活动。血清素水平较低往往会引发各种形式的抑郁；而当血清素浓度高时，将使人变得乐观而镇静。如百忧解（Prozac™）、帕罗西汀（Paxil™）、兰释（Luvox™），这些药物可以通过阻断传入神经元对血清素的重摄取过程来达到抗抑郁的效果。

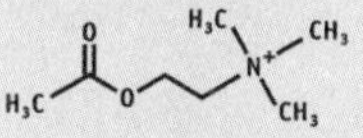

乙酰胆碱（Acétylcholine）：这是人类发现的第一种神经递质，在学习、记忆和注意力的形成过程中起着至关重要的作用。人体缺乏乙酰胆碱将会患上阿兹海默症。

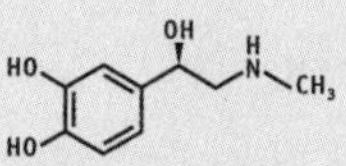

肾上腺素（Adrénaline）：这种神经递质是众所周知的兴奋剂，会引致心跳频率加快，血压升高，瞳孔放大。当体内浓度过高时，会造成精神紧张。

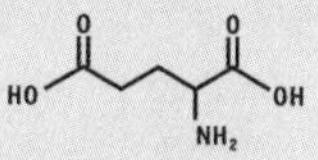

谷氨酸（Glutamate）：谷氨酸是大脑中最主要的神经递质，参与了三分之一的突触信息传递过程，同时还在学习和记忆的过程中起着重要作用。谷氨酸的缺失将会对以上两个过程产生负面影响。

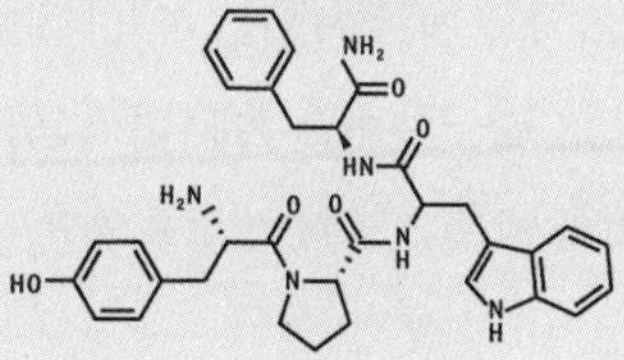

内啡肽（Endorphine）：这种神经递质具有镇痛的功能，从而能带来一种安适感。但是它也是形成依赖性的罪魁（如对于鸦片、吗啡、海洛因等毒品上瘾）。实验发现糖和脂肪的摄入会引致内啡肽的释放。

来源：www.linternaute.com/science/biologie/dossiers/06/0602-cerveau/7.shtml

史悠久的墨西哥巫毒术就是有效地利用这种现象，使人在消化了含有
"裸盖菇素"[1]的"神奇蘑菇"后，体内生成名为"脱磷酸裸盖菇素"[2]的
分子，这种物质可以与血清素受体相结合，引发对于血清素通路的过
度刺激，从而大大改变人感知世界的方式。而LSD（麦角二乙酰胺）
所引发的精神转换作用，同样也是由这种分子与血清素受体结合所产
生的。反之，若是体内血清素缺失，情绪就会变得阴郁，成为抑郁症
高风险人群。百忧解、帕罗西汀等抗抑郁药物也都是通过阻断神经突
触中血清素的重摄取，从而提高该种神经递质的局部含量，改善含血
清素的神经元[3]进行神经传导的效率而实现药效的。

　　神经递质不仅能够控制思想、情绪乃至一切行为，此外，他们
还担负着感知疼痛的功能。从生理学的角度来看，疼痛是一种非常重
要的警示信号，用以避免身体暴露在可能的伤害之下（比如将手放在
火上），同时也能够将此信息保存为一段记忆，避免未来这种情况重
复出现。疼痛所涉及的作用机制非常复杂，不过总是要借助于一些分
布于机体各个部位的疼痛感官受体（Nocicepteur，学名为"伤害感受
器"）。如此，当感受器被一次过高的温度、过强的机械压力抑或刺激
性的化学物质激活时，也就同时激活了一个传入神经元，并通过脊髓
将信息传送给大脑，使其注意到了威胁机体完整性的危险情景。这种
威胁是需要即刻采取行动的，神经系统中还有一种非常快速的非自愿
反射（反射弧），几乎可以在接收到外因刺激的同时即产生反应（比
如将手从火上缩回来），而不必等待痛感信号传递给大脑。与此同时，
大脑分泌出一种称为"内啡肽"的物质，这是一种刺激大脑镇痛功能
区域的神经递质，它们的功能就是平复由那些传入神经元所引发的疼

1　也称"光盖伞素"，成品药亦称"赛洛西宾"（Psilocybine）。
2　也称"光盖伞辛"，成品药亦称"赛洛新"（Psilocine）。
3　医学上称为"五羟色胺能神经元"，五羟色胺即血清素的化学名称。

图6 "反安慰剂效应"和"安慰剂效应"

负面的自我暗示会带来负面的效果，这就是我们说的"反安慰剂效应"。当我们将现实中体验到的疼痛与思想、信仰或其他会加重其症状的负面期望联系起来时，就会激发产生出反安慰剂效应。

而安慰剂效应则恰恰相反：积极的自我暗示可以弱化"有效疼痛"。

"反安慰剂效应"和"安慰剂效应"这两种现象向我们展现了主观性对于实际体验的影响：既能够有助于病愈并减轻不适，但也可能妨害治愈过程并加剧其不适。

反安慰剂效应

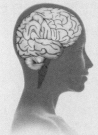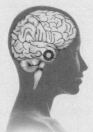

安慰剂效应

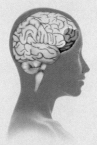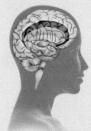

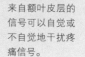

疼痛信号通过脊髓传递到大脑，并引发了焦虑程度的提高。

由杏仁体发出的焦虑信号引发了放大疼痛体验的神经元活动。

来自额叶皮层的信号可以自觉或不自觉地干扰疼痛信号。

当注意力被转移到疼痛之外，前扣带皮层介入发挥作用，使与疼痛相关的脑活动衰减。

痛感。鸦片制剂（如吗啡、海洛因）等药品的止痛作用也是与这些镇痛神经元的激发紧密相连的，这部分内容将在第九章详加叙述。

在我们遭受情感上的创伤时，很多造成肉体痛感知觉的作用机制也会参与进来，这就是为什么有时强烈的感情痛楚也会在肉体上感受到，就好像听到一个噩耗时，身体也被直接打击了。在经历一次特别艰难的情感体验时，大脑中有一块名为"前扣带皮层"的区域将增强一条支配胸腹部的神经（迷走神经）的活性，对这条神经的过度刺激就会引发恶心和胸腹部不适。这样我们就真的体会到实实在在的"心碎"或"胸中翻江倒海"的感觉了。

这种对疼痛感知的精神力量也可以通过我们面对痛苦情境时的态度来进行说明。我们所感受到的痛感其中有很大一部分是来自主观的，是一种个人感触的表达，也会受周边环境和文化传统的影响（图6）。

举个例子来说，一个惧怕针头的人会在注射之前感受到强烈的焦虑；这种恐惧感激发大脑进行了一系列模拟痛感的活动。于是针头刺入皮肤时所引发的肉体痛感就在这种机制下被放大了。这种现象在医学上被称为"反安慰剂效应"，同样也可以解释"疑病抑郁患者"们所感受到的疼痛：由于自己以为患了某种疾病，而最终实际感受到了"真实的"疼痛感。相反的，有时候若通过合理的方式拒绝承认一个会给我们带来疼痛的既成事件，也会真的缓解实际的痛感。我们称这种现象为"安慰剂效应"，大脑启动一系列程序部分地制止疼痛，或至少是转移对其的注意力。安慰剂效应可以解释为什么当我们了解了胸部的疼痛不是由心肌梗塞造成的，而仅是普通的肠胃不调时，立刻感觉痛感轻多了。在临床研究中，安慰剂效应对药品功效检验起着非常重要的作用，因为在一些对照组中若将试验药物改换成无效成分的情况下，会有显著比例的病人（比例有时会高达总样本的三分之一）也会出现疗效反应。印度的苦行僧侣为安慰剂效应提供了一个极端的案例：他们开发了一种非常惊人的能力，可以阻断痛感的传播，他们可以通过精神和肉体的训练和准备，忍受住剧烈的疼痛感。

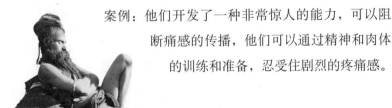

一个躺在钉床上休息的
印度苦行僧

脑中的灵魂

无数神经外科和神经学领域的前沿研究均指出，脑系统神经冲动的传递机制对于将人类区分为独立个体的界定标准（即意识状态）起着重要作用。脑的活动通过纷繁复杂的突触链接而形成了思想，进而形成了逻辑推理能力、情绪以及对各种人类活动的表达，大脑皮层作为所有这些特性的协调中心，体现出了惊人的能力。反之，颅脑外伤或多种病理（如内分泌、血管、止血疾病）导致的严重代谢紊乱也会引发与昏迷状态下相关的意识丧失现象。这种昏迷状态的严重程度很大程度上取决于脑组织受到的损伤程度（见 26 页文框）。

与这种创伤相关的昏迷，是由与意识状态相关的几个脑区域网络间的链接失常而引发的。由于神经科学的发展，特别是借助了以正电子发射断层扫描（PET）为代表的医用影像技术[1]，我们认识到意识清醒的状态主要取决于脑皮层的两个区域：颞顶叶和前额叶外皮，以及负责过滤直觉信号并向皮层传递的实际中转站：丘脑（见 28 页图 8）。在意识清醒状态下，位于颞顶叶部分的楔前叶及后扣带皮层部分非常活跃；而对于全身麻痹或处于植物状态的人，这两个部位的活动显著减弱。一些麻醉药物会削减脑干中与醒觉状态及意识状态相关的网状激活系统所在区域内神经元的活性，并由此导致昏睡或昏迷。由此可知意识丧失并不是切断了某个可以控制整个大脑功

---

1 正电子发射断层扫描（PET）和核磁共振成像（MRI）：
脑系统活动的可视化是通过正电子发射断层扫描技术实现的。利用氧 15 水同位素作为放射性指示剂，我们可以通过度量脑系统中某个特定区域的血流量来反映该区域的神经元代谢活动。这种指示标记物是一种释放正电子的放射源，正电子会产生光子，而被预设的相机捕捉到。另一种成像技术是通过核磁共振实现，可以产生非常精确的解剖学图像。通过综合使用这两种工具，我们可以对产生某种精神活动所相关的脑解剖区域进行精准的定位，同时也可以发现该活动的停止。——作者注。

意识丧失

昝迷（Coma）在古希腊语中的意思是"深度昏睡"，我们把在相关刺激下无语言、运动和眼球反应的复合状态定义为昏迷。颅脑损伤和昏迷状态的严重程度可以用格拉斯哥昏迷指标来界定，这种方法诞生于 1974 年，用于评估病员复苏的可能几率。格拉斯哥指标针对运动、语言、眼球活动这三类功能进行评估，满分为 15 分（图 7）。

图7 格拉斯哥昏迷评分法

评估科目	病患反应	得分
张眼反应	自主张开，睁眼前眨动	4
	声音引导张眼（语言或呼唤）	3
	肢体或胸骨受痛引发张眼	2
	无反应	1
语言反应	正常	5
	对话令人费解，但有回答问题的意愿	4
	用语不适当但可理解	3
	语言无法理解	2
	无反应	1
运动反应	遵从指令自主运动	6
	闪避碰触	5
	闪避疼痛刺激	4
	遇疼痛刺激出现非正常屈曲	3
	遇疼痛刺激出现非正常伸展	2
	无反应	1

• 三项得分总和小于 8 则认定为昏迷状态。
引自 Teasdale G, Jennett B.：《昏迷以及意识创伤评估：临床评分》，《柳叶刀》1974.2：81-84 页

来源：www.merck.com/mmpe/sec16/ch212/ch212a.html/

每一项的分数加总起来，可以用来估计脑系统受损的程度。如得分在 13-15 之间则可称为轻微创伤，但如得分在 8 或以下，则可明确地被划分为昏迷病患。

植物人状态 在脑系统受到重大创伤的状况下（当格拉斯哥指标得分为 3 时），病患将被划分为"植物状态"，意即该病患无法表现出任何高级脑功能，并失去了一切对外部刺激进行反应或与周边环境进行沟通的能力。若间脑（丘脑、下丘脑）和脑干系统都保持完好，则维生的基本功能（如呼吸、心跳、醒睡周期以及其他一些反射）还能够得以保持。在这种情况下，病患可以展现出由上述结构系统进行协调控制的一些特定的复杂反射，如打哈欠、咀嚼，甚至间或发出喉音、眼球运动（瞳孔放缩响应、动眼反射）或一些肢体运动（包括可以下

意识握住手中物体这一类的机械反射）。脑血管急性病变、中风所引发的脑部血液循环长期中止、颅脑外创等经常是造成进入"植物状态"的主要原因。若进入这种状态达一月以上，则可认为该病患进入"永久性植物状态"，得以治愈的几率大大地减小。"闭锁综合征"（国内亦称假性昏迷）则是一种神经病理学上的特殊状态，意指病患处于醒觉状态，且意识清醒，有足够的感知能力，但无法说话或活动。这种状态通常是由于脑血管疾患（中风）引起的。

脑死亡　脑死亡亦称为"昏迷过度"，是病患完全丧失了包括控制脑干功能在内的一切脑功能，病患无法自主呼吸，只能借助医疗设备供给基础心肺活动维持生命。是否完全丧失脑功能，可通过分析脑干反射是否丧失（瞳孔见光无放缩、无疼痛反应、气管插管术中无咳嗽和干呕反射）来判断。在很多国家的临床实践中，大脑供血是否停止可以通过 X 光血管造影术或核素显像术来显现，脑活动是否停止则可通过脑电图输出的扁平线迹来进行认定。在脑系统活性降到这种状态的情况下，重新活过来已是完全无望；因此，在世界的绝大多数国家和地区，脑死亡的诊断即意味着病患的正式去世，法律允许中止后续治疗并结束人工维持生命过程。

器官捐献

脑死亡是一种在心脏、肺等其他维生器官仍完好无缺且仍可以顺畅运转的情况下发生的死亡。如果病患在生前表达过身后捐献器官的意愿，则可在此时进行摘除和移植，因为此时这些器官的供血和供氧仍然良好。近几十年来，外科手术领域在器官移植（肾脏、心脏、肺、肝脏、胰腺、肠）、组织移植（特别是角膜、皮肤、心脏瓣膜）方面，以及疾控领域所不可或缺的维持移植器官生存的免疫抑制机制方面都取得了令人惊叹的进展，拯救了无数等待进行器官移植病患的生命。在更好地理解了脑死亡的概念之后，我们就可以在自己身后发扬高贵的利他精神，使其他人的生命得以延续。即使死去，我们仍将继续显示出作为这个种族最美好的特质：发自唇齿相依的人类弟兄之间互爱互助情谊的同情之心。

图8 大脑中产生的意识

意识网

　　意识是在脑中数个特定区域连成网络的情况下产生的。颞顶叶外皮层和前额叶外皮层两区域的激发和交流可以直接联结，亦可通过丘脑中转进行。当人意识清醒时，楔前叶、内侧额叶以及前后扣带皮层都会被频繁地激活。

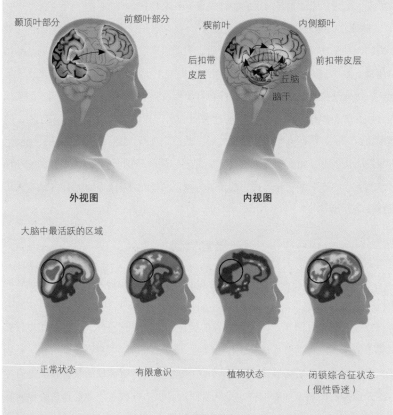

颞顶叶部分　　前额叶部分　　楔前叶　　内侧额叶

后扣带皮层　　前扣带皮层

丘脑

脑干

外视图　　　　　　**内视图**

大脑中最活跃的区域

正常状态　　有限意识　　植物状态　　闭锁综合征状态（假性昏迷）

　　在正常意识状态下，包含楔前叶和后扣带皮层的脑系统区域（圆圈中）是最为活跃的，但在植物状态下，这个区域在整个脑系统中却尤为黯淡。在有限意识的状态下，这部分区域则表现比植物状态略显活跃，但活跃程度不及正常状态。在闭锁综合征的情况下（病患处于完全意识清醒的状态，但既不能活动又不能言语），脑系统中没有任何区域显现出活性显著降低的现象。

图 9 癫痫：神经元过度活跃的结果

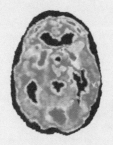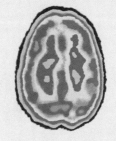

正常状态　　　　　　　　癫痫发作时的状态

意识清醒的状态要求神经元拥有足够复杂的活动，但绝不能过度。比如，在癫痫症的病例下，如果所有的神经元同时放电，仍然不会处于意识清醒的状态。

能运作的"开关"而导致的，而是由于几个具体的特定脑系区域之间失去了联系，这些区域间以神经递质为媒介的密切协作对于保持意识清醒是不可或缺的。

然而，这种联络网络产生电信号的强度却需要精确地调试校准，否则，若神经元的激活程度过分剧烈，就会如癫痫病例的状态，也终将导致意识丧失（图 9）。

分子级的情绪

另有多方研究指出，脑系统中某些特定区域的神经冲动传递机制与人格控制有关。

脑创伤。某些颅脑外伤可以造成严重的行为紊乱。将脑系统与行为模式联系起来的最有名的医案，或许应推 1848 年的菲尼亚斯·盖奇病例，那年他还是个 25 岁的包工头，正在莱弗尔蒙的卡文迪许村

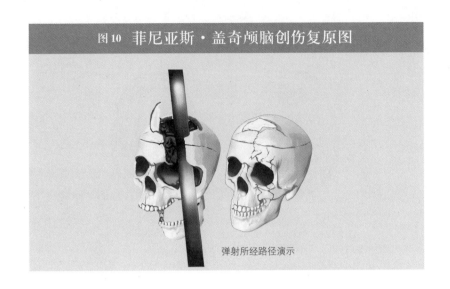

图10 菲尼亚斯·盖奇颅脑创伤复原图

弹射所经路径演示

附近修建一条铁轨（律轮铁路）。他在用一根铁条填塞用来开山的石洞里的炸药时，意外地引发了爆炸，使那根长90厘米，直径3厘米，重达6公斤的铁条从他的左颊贯穿了头颅，完全捣毁了脑左额叶部分，并又飞出体外，直到25米远处着地（图10）。

尽管非常难以置信，但盖奇在过了一段时间后恢复了意识。他损失了一只左眼，但其他的物理创伤似乎并没有带来特别严重的后果。不过，创伤过后，他的人格和情绪态度发生了非常戏剧化的转变。之前，盖奇是模范雇工，在工友中人缘极好，但事故之后，他变得粗野，喜怒无常，无法与身边任何人建立正常而健康的关系。这个被工友们称为"已经不再是盖奇"的人十二年后死于癫痫病发作。此后，很多创伤学和实验外科学的研究成果已经可以论证某些与行为相关的特定脑系统区域受到物理创伤的影响和效应。

濒死体验。很多由昏迷状态复苏的病患们都说他们自己曾经历一系列特别的体验，感到自己正处于死亡的临界状态，特别是飘离自己躯体的感觉，强烈的舒适感和快感，也有人描述自己进入一条通明的隧道，在隧道尽头处有耀眼的光亮。这些魂游身外的体验或称濒死体验（EMI）从远古时期一直被连篇累牍地记述至今，在各种文化、宗教、信仰的人群中散发着迷人的魅力，深深影响着我们看待灵魂和躯体之间关系的方式。

从科学的视角上看来，这些所谓"灵魂出窍"的体验可以被归结为三种类型：单纯地感觉自己不在自己的躯壳之中；感到从一个空中的视角俯瞰到了我们身边的一切（体外第一人称中心视角）；感到从同样的视角俯瞰到了自己的身体（自我幻视）（图11）。

报告这些体验情景的人们显然是没有死去的，而且他们的大脑皮层仍完好运行。然而，很多神经学领域的研究指出，出体幻觉经验是发生在颞顶叶交界区的感官信息未能有效整合的故障，脑系统中的这个区域是与个体代表性以及自我意识紧密相关的。由此可知，癫痫病

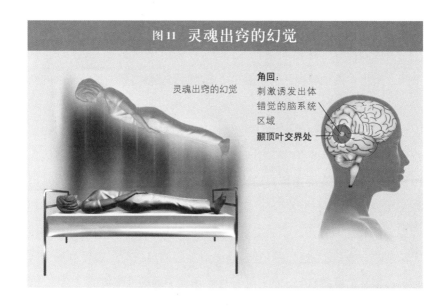

图11　灵魂出窍的幻觉

灵魂出窍的幻觉

角回：
刺激诱发出体
错觉的脑系统
区域

颞顶叶交界处

患的颞叶区所产生的电刺激足以引致出体幻觉，使病患造成已与自己身体分离的感觉。

尽管我们还无法从分子级别去准确理解这种感官信息整合的机制，但我们仍饶有兴味地发现利用氯胺酮（K 粉）、依波加因（强力致幻植物依波加的分子级有效成分）等药物也可引发以出体幻觉为代表的多种濒死体验。既然已知氯胺酮引致的灵魂与肉体产生游离感觉的原理是这种药物和谷氨酸盐神经递质专用受体间的相互作用，那么有可能是一些神经元被参与产生这种现象的神经递质激活了。另外我们还知道，在缺氧条件下（脑系统中供血量和含氧量均处于低位）或处于高二氧化碳环境中更有利于产生出体幻觉，并同时引发大量谷氨酸盐分泌。这种缺氧状态可以扭曲视觉构造、听觉构造、情绪构造（记忆和情绪）所发出的神经信号，并引致舒适感和快感、通道观感以及感到自己的人生在眼前一幕一幕地闪过等等这些在濒死体验中常碰到的内容。

总之，不管这些灵魂出窍的体验是如何的古怪和富有戏剧性，它们首先是一种幻觉，是脑系统功能紊乱导致的感觉，是一种在生存临界状态下足以威胁生命存续的创伤体验导致的恶果。

基因变异。尽管人类的行为是基因与环境的多元因素（教育、生活方式、文化）相互进行复杂作用的结果，但仍有很多研究认为基因的变异有可能会在很多方面对人格造成影响。举例说明，单胺氧化酶的 A 基因经常被认为是"武士基因"，这个称号是对多个历史上拥有暴力犯罪行为史的家庭进行调查后得名的。经观察，这些家庭的成员在其多代人中都会产生基因变异来抑制这种酶的活性。因为单胺氧化酶的 A 基因在突触链接点上对神经递质，包括多巴胺、正肾上腺素、血清素等都起着抑制和削减作用，当突变引发该基因酶的失活，多余的神经递质无法削减，有可能通过这些神经递质对神经回路进行的过度刺激引致了行为紊乱，以致在特定的社会环境中增加了冲动性侵害的可能性。

同时也观测到了一些参与神经冲动向血清素传递的基因发生变异的情况，这些基因可能会提高多种行为紊乱的风险，例如创伤后罹患抑郁症的倾向，甚至会导致新生儿的早夭。同样，疼痛反应机制也会存在类似的基因变异，最为人熟知的就是先天型无痛感。由于位于被伤害感受器激活的神经元中一个孔（钠离子通道 Nav1.7）的基因序列发生了变异，阻碍了神经冲动的传递，罹患这种遗传式疾病的人们完全无法感觉到疼痛。尽管这种先天痛感缺乏病症非常罕见，但是侦探小说爱好者们应该对此并不陌生，因为在著名的瑞典小说《千禧年》（*Millénium*）三部曲中，利斯贝特·莎兰德的极其危险的同父异母兄弟就是这种情况。

肉体与灵魂：围绕着同一主题的无穷变化

肉体与灵魂之间的关系是一个魅惑了人类几千年的话题。看看智慧在人类的生命中占据的核心地位，无怪乎我们会对于这个主题天然地产生浓厚的兴趣。只有人类才拥有的思想能力、推理能力、表达能力长久以来都是哲学家所热衷的，他们无法想象这种如此"高贵"的活动可以与其他"动物性"的功能例如消化、肌肉运动等相提并论。基于这种逻辑，在人类主要文明的早期，所有与脑系统相关的人类活动（如思想、感情）都被看作是一种非物质性现象，从这个角度看，理性思想的抽象性是不可能通过实际的物理过程产生的。以柏拉图、亚里士多德为代表的古希腊哲学家和以圣奥古斯丁、圣托马斯·阿奎那为代表的早期神学家都热切地拥护这种观点，直到今日还对我们理解世俗生命（与死亡）的方式产生着巨大的影响力：这种观点突出了人类之所以区别于其他动物物种，是由于我们是由两种基本元素组成的，一种是物质性的，即有形速朽的肉体躯壳，还有另外一种，非物质性的，可以称之为精神、理智或灵魂，可以逃离自然俗常的藩篱，以其不生不灭的特性，通过各种不同的形式在我们的肉身逝去后仍长存于世间。根据这种二元理论，我们每个人所独有的类似思想、行为、情绪这些人格属性是来自于某种无法解释的超验玄幻现象，与我们的日常生命机能是平行存在的两个系统。不过，基因学和神经生物学已经可以解开这个二元性暧昧概念，在更尊重科学的基础上解释构成人类复杂性的基本元素。

实际上，人类生命的特异性表现在个体的多样性上，这种多样性是由于我们每个人在生物学角度上都是独一无二的。人类种群是父辈的基因遗传（先天）和该基因在具体生活方式下发生所有修正的总和（后天）奇妙地互相作用的结果。我们的基因被封存在 23 对染色体中，在生殖细胞的形成过程中被随机分布，一对染色体中的一条或被传送至女性的卵子中，或被传送到男性的精子中。从统计学的方法来说，这种分布概率意味着同一对基因可以组合出 2^{23}（8388608）种不同的生殖细胞。不仅如此，在受孕的那一刹那，父亲一方提供的 8388608 种精子中的一只，将会完全随机地与母亲一方可能提供的 8388608 种卵子中的一个偶然结合在一起，因此，一对男女所生下的

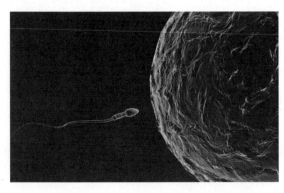

精子和卵子

孩子将只是 70 万亿个可能出现且彼此不同的孩子中的一个。而这一切不可思议的多样性只是基因遗传这一个先天方面，这 70 万亿个不同的孩子又都会经历着独特的人生，受到成长环境的影响，遇到各种各样的人，在年华中塑造出不同品位，以及在经历中锤炼出不同生活态度。所有这些外来因素都会通过我们称之为"后天修正"的作用，从分子级别对我们产生影响，修正不只局限在基因本身的编码上，还会涉及到基因表达的微观调整机制。这些人类的深层区别不仅表现在形态和解剖学特征上，还更深刻地触及人类的所有行为，包括情绪、恐惧、艺术感以及运动能力等不一而足。人类个性的多样性就是根源于这种传奇般的基因多态性。正如我们可以类比指纹的唯一性（即使是同卵双胞胎，在皮肤纹理方面也会显示出非常显著的区别）。一套前无古人后无来者的基因组合，与人生中全部各种各样的后天修正交相影响互动，成就了我们人类。每个独立个人的性格特异性也都是由此而生的。

　　大脑和人体的其他任何组织一样，在生物多样性上丰富得令人无法捉摸。如果说我们每个人都有独一无二的个性，那么这种特异性应该主要来自于基因和后天修正导致的生物多样性所引致生成的每人所

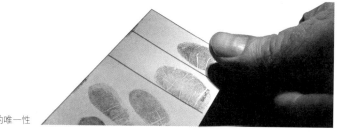

指纹的唯一性

独有的神经突触链接，以及参与神经冲动传递活动的神经递质的相对水平的个体间差异。所有这些神经系统中出现的现象都与我们的基因结构以及我们的生活方式对基因功能产生的影响直接相关。在药物、毒品作用下，通过基因变异或严重损伤导致大脑神经冲动过程中生化介质发生变动，从而引致人格障碍，通过这些病例，我们可以了解以上机制对于个体存在的意义所在。

因此，大脑并不仅仅是调节我们基本功能的一个精密仪器，它更主要的是我们的思想、记忆以及情绪活动的贮存地，以及我们个体身份和性格的主要负责人。我们所谓的"死亡"，就是指决定我们个体独一属性的脑功能已不可恢复地丧失的状态，不管这种状态是导致了心脏停跳还是由心脏停止供血而导致的。死亡，其实说的就是这作为我们个体独特性代表的"脑中灵魂"的死亡。

第二章

死：生命的另一种形式

未知生，焉知死？

——孔子（公元前 551～前 479）

　　如果不能正确了解生命的复杂性，那要想理解并接受死亡会非常困难。我们必须意识到，人类的存在，与这个星球上其他任何生物体的存在一样，都起源于距今 40 亿年前一个小初级细胞身上发生的异乎寻常的进化。促使生命得以发生的外部条件是如此难以同时得到满足，以至于至今在我们已经能够探索的宇宙中，尚未发现其他任何一个星球上有过生命体存留的迹象。面对着生命的难能可贵，以及极端的复杂性，在我们问出诸如"为什么会出现疾病"、"为什么生命的存在会随着死亡而终结"这样的问题之前，首先应该讶异于生命居然会横空出现在我们生存的地球上，甚至还建立了如此丰富多彩的物种多样性；其中当然包括了我们这个物种，以及其他所有曾经存活或现在仍存活在这个星球上的物种们。

生命是美好的

生命是永恒的奇迹之源。神经元细胞工作的神奇效应使我们能够思考，保留关于重要事情的记忆；免疫细胞能够辨认并吞噬掉病原菌，保护我们的机体免受外来侵入；视网膜细胞捕获光线中光子的机制使我们拥有视力并欣赏我们周遭世界的一切美好。细想起来，所有这些让我们怎能不惊叹？一个卵子和一个精子的结合，居然能够生发出一个由 100 万亿个功能各异的细胞构成的复杂人体，从而承载我们称之为"生命"的这一段传奇经历！我们经常会着迷于科技的进步，并被各式各样不断翻新的小玩意儿深深吸引，但我们大多数时候都没有意识到，组成我们身体的这些细胞才代表了真正的"完美"。我们生活中那些表面上司空见惯的小行为，如刷牙、穿针、用榔头敲钉子，其实都需要调动数量多到难以置信的神经信号来协调视觉信号、肢体定位信号以及肌肉收缩强度信号。不幸的是我们总是只能等到衰老或患病时才会真正去体会使我们机体正常运转的生命质量，也只有这时我们才会懂得拥有健康体魄的意义。

生命的演化

研究自己的家族谱并认识自己的祖先，知道他们是谁以及他们生活的大致轮廓，是了解我们自身存在的模板的一种切实有效的途径。但是，相隔十五代（约 400 年）以上的祖先就很难准确锁定了，因为这之前的卷宗和档案材料大多都在无数历史突发事件中或遭损毁或被严重歪曲了。在追索地球生物整个谱系的努力中，我们同样遇到了相似的问题。其实尽管一些可溯及几百万年前的原始生命通过化石的形式留下了一些可供探询的迹象，但化石只可能在极其特殊的条件下才得以形成，因而只能体现出地球上所曾出现的生物群体中极微不足道的一小部分。值得庆幸的是，对大量现存物种的基因遗传物质的研究已经取得了巨大的进展，现在已经可以通过估计物种间的存在相似性来确定其亲属关系的程度以及其共同祖先。根据这个名副其实的"分子家谱"，我们能够回溯时间的长河，追寻那些生命种群在这个星球出现的各个阶段，以及这些时期的大致面貌，直到今天这般繁荣局面。根据我们现在已有的数据，世间所有不同纲目的生物都可以归总

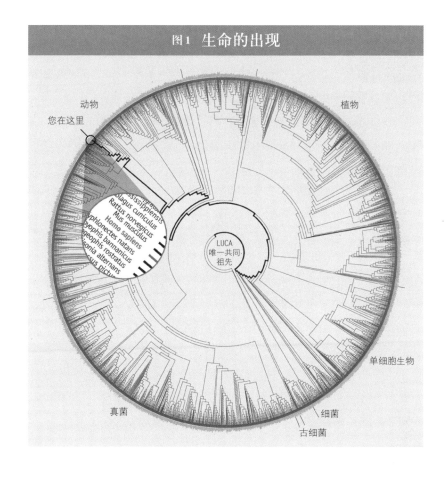

图1　生命的出现

生命的发生

虽然不能排除也有生命形态在宇宙中其他星球上萌发的可能性，但我们所认识的这些生命在地球上得以出现的确是非常罕有的现象。我们已经越来越清晰地了解到大约 40 亿年前生命最初诞生时的环境。1953 年，化学家斯坦利·米勒首先宣称：在那个时期，我们这个星球上占主导地位的极端大气条件（存在甲烷、氢气、气态氨与剧烈的电运动相结合）之下，可以自发地生成一些构成生命所必需的基础元素，特别是氨基酸。最近已被证明，这些条件也有可能导致核苷酸的形成，核苷酸是今天常见的遗传物质（DNA 和 RNA）的基本成分。地球上所有的生命形态，从最基本的细菌进化到较高阶段的动物如人类，都是依赖同样的 DNA 和 RNA 编码来生活和繁殖，因此我们可以认为这些分子的出现是地球生物史中最为关键的一个阶段。

不过，真正推动了生命演化进程的，还是能够利用编译在 DNA 结构中的信息的机能的建立，例如自体复制方式等功能，这才是我们今天能认识到的生物世界的起点。

生命如此复杂的多样化是难以置信的，从人类生存历史的长度看起来，我们很难想象几亿年之间究竟能够发生多少事件。如我们上文说到的大脑的演化一样，生命的进化也是一个非常缓慢的过程，需要逐步精心地塑造出高效且可靠的各种系统，以便应对周遭环境的变化（自然选择）。生命对那些特别有用的系统表现出惊人的长期持续保存能力，比如所有生物体在 40 亿年来都依靠着 DNA 作为通用生命数据代码。这种"自我延续本能"还能在多细胞有机体的生长脉络中找到另外一个例证：五亿年前，这种生长路径本来是用于形成原始无脊椎动物的，但这生长脉络的基本面貌直到今天仍然在延续着。举个例子，或许你经常好奇为什么我们身边的动物和昆虫都是对称的呢？这种对称性是由于 5 亿年前 Hox 基因（同源异型基因）的出现，这种基因起着为器官和四肢在沿着生命体前后轴上进行相对排布定位的作用。它赋予了生命体得以延续生存的优势，以至于被精心地保存下来直至今日，现在地球上所有昆虫和动物的对称外观正是得益于此。

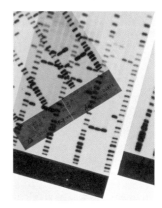

DNA 凝胶

生命的历史基本上就是筛选出能够适应外部环境的有效系统的历史过程。今天我们能够屹立于世界，完全是因为这套促使生物得以进化的试验已经经过了数百万年的优化。每一个帮助我们成功通过环境测试的实验步骤都被精心地保存在 DNA 的记忆编码中，使之成为我们物种遗传的载体。为了演进，自然规律是不会重新创造那些已经足以运行良好的系统，而是对其进一步精练，并使其最高效地发挥作用，让携带着进化优势的品种得以最大限度地繁衍。

不过，毋庸讳言，偶然性在进化过程中也起着决定性的作用。毕竟没有什么提前注定了这个作为万物之母的原始细胞在未来 40 亿年之后会导致出现人类这样的物种。在生命演化的历史过程中，由于多次气候剧变以及地球历史上标志性的重大变故，近 99% 曾经出现过的物种已经在这星球上彻底绝迹了。二叠纪（2.5 亿年前）和白垩纪（6500 万年前）发生的生物大灭绝中，得以幸存的物种并不一定是进化程度最高的，而是最能适应由自然灾难带来的环境剧变的那些。只要有一种生物在当时逃脱了灭绝噩运，今日地球生物圈的整体面貌都将是截然不同的。比如，如果恐龙在白垩纪的大灭绝中侥幸生还，那么今天地球的面貌很有可能非常接近于一个"侏罗纪公园"，但灵长类动物和人类则都将不复存在……

成三个活体大类（称为域），分别是细菌域、古菌域（与细菌相类似，但通常仅生活在极端环境中）以及真核生物域。这三类又可追溯到同一个出现于距今约 40 亿年前的统一共同祖先（LUCA，图 1）。

这种生命体的大分化不是一夜之间完成的：在占地球生命历史的六分之五的 30 亿年间，单细胞有机物是地球生命的唯一形态。如果我们把地球生命存在历史的 40 亿年时间浓缩在一年 365 天的时段中，那么由 1 月 1 日开始，单细胞生物是地球上的唯一居民，这种状态一直延续至 11 月 6 日第一批无脊椎"动物"出现，再后来到了 11 月 20 日，原始植物形态加入其中，11 月 24 日鱼类出现，11 月 29 日昆虫出现，直到 12 月 25 日初级哺乳动物才诞生。那么说到我们原始人类，他们出现于 12 月 31 日，新年钟声前 30 分钟而已。

根据常识以及达尔文的学说，我们现在了解到生命形态的不断分化并不是随机发生的，而是遵从着一种不以意志为转移的自然规律，即自然选择的结果：最善于适应环境改变的有机体将有更大的可能性存活下来，因此也更有可能拥有较强的生育能力，繁衍更多的后代。相反的，不具有适应性的物种在面对这些艰苦条件时就会出现种群缩小的境遇，在长期看来该种族就会整体消亡。这种自然铁律是毫无情面可言的：据估计在地球形成经历过多次重大的自然动荡期（陨星撞击、火山喷发、陆块漂移、大陆冰期等等）之后，在生命最初出现以来存在过的物种中，大约 99% 都已经灰飞烟灭了。可以说，生命存在的历史同时也就是一部死亡的历史。

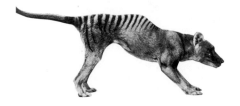

一只塔斯马尼亚虎，
该物种如今已灭绝

死亡：生命之源

　　即使是那些成功地克服了种种考验，并使我们得以繁衍成现代生命状态的"优胜"物种，死亡仍然是与生命错综复杂地纠缠在一起。即使是如细菌或红曲这样最简单的有机体，其繁衍机制仅是将一个细胞简单地分裂开形成两个子细胞，它们的生命也不是永恒的。我们现在了解到，在分裂的过程中，两个子细胞中的一个会包含较多的受损结构，这终会威胁到其子代的持续生存。所有有生命的，早晚都会死；唯一能使生命的冒险旅程得以延续的途径，就是在死亡到来之前确保种族能够得到繁衍。

　　生命与死亡之间有着不可分割的联系，这是因为维持生命需要巨

平衡问题

　　从物理的角度来看，生命体是一个开放的热力学系统，也就是说这个系统在不断地与外部环境进行能量交换。为了估算维持这样一个系统所需要多少成本，可以想象一下，在严寒的天气中，要维持房间的温暖，但却不得不开着几扇窗户，会发生什么样的情况。在这样的条件下若要维持一个恒定的温度，则必须要保持加热系统连续地运行，以补偿从入口处源源不断进入的冷空气。即使不去理会这样做有多么费钱，但就算是最高效的供热系统也无法保持恒久的运作。迟早有这么一天，故障会发生，热源被消除了，被隔开的内外两个空间，最终会达到一个温度的平衡状态，使得内外温度完全相同。同样的，细胞功能的维护也是需要源源不断的能源供应，以应对外部环境的混乱局面，而这种持续的努力最终也只会导致细胞走上绝路。生命是一种个体与外部环境间非平衡的状态，是与万物趋向平衡的自然倾向逆势而行的状态。根据热力学定律，死亡代表着对这种自然界平衡的回归，因而是不可避免的。

额的能量供应。生命其实就是一连串的生化反应，需要依靠外界提供的能量来创建和维护其复杂而有序的结构，并实现细胞级别上的自我复制。这种对于结构秩序的维持，代价非常高昂，它需要源源不断的能量供应，用以对抗物质自发选择混乱无序结构的根本趋向。随着时间的流逝，这种能量消耗会对细胞造成严重的损伤，并难以成功地维持原有秩序（见 43 页文框）。

所以，无论是从物理的角度、生物学的角度乃至进化论的角度来看，永生不死实在不是一个划算的选择。这就是为什么从一开始，对于生命发育提供必要推动作用的都是那些存活期并不是很长但繁衍速度很快的细胞，这使得在细胞死亡之前就顺利完成繁殖。繁殖这种生命机能，创造出了更年轻、更有能力适应不断变化的外部环境条件的新一代生命体，可称得上是进化过程中真正的原动力。如果第一个原始细胞不是去培育生殖繁衍的能力，而是将全部的能量都投入到对抗因时间蚀耗而导致的损耗上，以期达到长生不老的目的，我们有可能永远也无法出现在世界上。正是因为可以死亡，我们的生命才能够出现，并得以在今时今日依然怒放。尽管这听上去吊诡异常，但事实就是如此。

驯氧记

维持生命长久，需要大量能量的支持，对于拥有大量细胞、进化程度较高的生命形式来说，如果没有一种能够保证高产出的代谢机制可以大量提供这种珍贵的能量，它是不可能出现的。在生命进化过程的最早阶段，三磷酸腺苷（其缩写 ATP 可能更广为人知）已成为生物世界通用的供能燃料。在大气无氧的时代，最早期的细菌不得不通过发酵过程来制造 ATP。虽然这个过程足以支撑单个细胞的功能（很多微生物至今还在保留着这种合成能源的模式），但是明显不足以保证一个由数十亿个细胞组成的复杂有机体的持续生存。

　　氧元素为地球上生命的大规模出现提供了催化剂，地球大气层中氧分子含量的快速增长与较高进化水平的生命形态的大量出现节奏完全吻合。微量的氧元素最早出现在距今约25亿年前，作为蓝菌（又称蓝藻）的代谢产物，是在其进行光合作用以生产自己生存所需的关键分子过程中被当作"垃圾"排出体外的。随着植物在陆地表面的大范围定植繁衍，这种光合作用使得大气中的氧含量非常缓慢地积累着，在几百万年后最终出现了急剧的提高（图2）。

　　大气含氧量的增加促使多种无脊椎动物出现，地球上生命形态真正地大规模爆发，突出表现为埃迪卡拉动物群的出现（在澳大利亚同名山脉中发现的最早的复杂有机体化石，距今约五亿六千五百万年）。这种飞跃直接归因于有氧条件下能量生产方式的巨大改善。举个例子说，在简单的单细胞生物中一个葡萄糖分子仅可通过发酵产生两个单

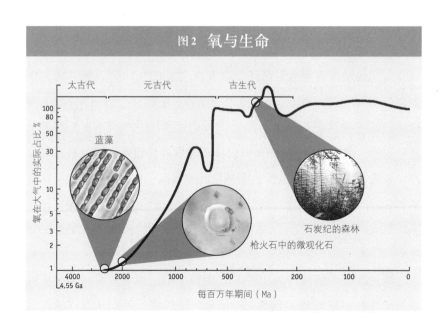

图2　氧与生命

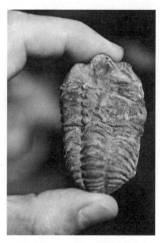
五亿年前三叶虫的化石

位的 ATP，但在有氧环境下，同一个葡萄糖分子通过代谢可出产 36 个单位的 ATP，生产率提高了 18 倍！

这种效率的提升，是 20 亿年前地球生命发展史上一次"最幸福的婚姻"的直接果实。这对"老夫妇"，一个是能够将氧元素转化成 ATP 的细菌，另一个是尚无法独自使用这种环境中新出现的气体的原始细胞。如果不是这两种原始生命形态的结合，我们今天所能认识的生命形态可能永远不会存在：这种细菌通过协助细胞将氧元素高效地转化为 ATP，为其进化成为需要依靠更多能量来生存和繁殖的复杂生命形式提供了必要的基础。

在被称为"真核细胞"的"现代"细胞中，这些历史悠久的细菌以线粒体的形式同时存在于动物和植物体中，并单独以叶绿体的形式存在于植物体中。

这些线粒体直至今日都还保存着自己独有的 DNA，能够为某些蛋白质和 RNA 进行编码（单就人类而言，就有不少于 37 种源于线粒体的基因参与细胞日常功能）。不同于细胞核中的 DNA 是继承于父母双方，线粒体中的 DNA 只遗传于母方，我们或许可以利用这种特性来追寻我们物种的起源。根据现有的数据估计，所有的人类线粒体拥有一个共同的初始的祖先，我们可以称之为"线粒体夏娃"，她应该是大约 15 万年前生活在非洲的埃塞俄比亚、肯尼亚或坦桑尼亚一带。

线粒体是负责生产 ATP 的真正能源中心。植物的叶绿体的作用是将阳光的电磁能量转化为化学能量。这种将一种形式存在的能量转化成另一种形式的能量，是我们这个星球上生命的起因（图3）。线粒体的作用则是将蛋白质、糖分和脂肪中的化学能量转化为燃料ATP。几代伟大的生物化学家不懈地寻求这种能量生产得以实际运作的机理，但这机制实在太过复杂，以致最终不得不无功而返。多亏其中的一部分人，特别是1978年获得诺贝尔奖的彼得·米切尔的杰出工作，我们才得以一窥大貌（图4）。

米切尔建立的这种模型被称为"化学渗透"，解释了源自营养物（糖、脂肪、蛋白质）的富含能量的分子中的化学能量或直接来自太阳光线的电磁能量，被植物体内的植物色素捕获，从而被用来在线粒体膜间（线粒体膜的两侧自然产生电化学质子梯度）生成一通电流。这个电子梯度（即电位差）被一种称为$F_0F_1ATPase$的复合酶借助用于合成珍贵的ATP。

整个过程被称为"细胞呼吸"，导致消耗氧气并释放二氧化碳。化学式如下：$C_6H_{12}O_6 + 6 O_2 \rightarrow 6 CO_2 + 6 H_2O +$ 能量 (ATP和热)。

我们说氧气对动物物种生命是绝对不可或缺的基本元素，完全就是因为所有的细胞都采用这种能量生产方式以供其运作之需。人体中每一个细胞都要进行细胞呼吸，因此必须要建立一套用来输氧的系统，将氧元素输送到哪怕深深埋藏在我们身体组织里面、与空气中的氧分毫无接触的细胞中。这套系统就是血液系统，红血球的运输载体。红血球中包含了血红蛋白，这是一种能以极高的结合度捕获氧元素的色素。珍贵的氧气就这样以血液作为载体，游经总长度达数千公里的毛细血管网，传递到周身的所有细胞。呼吸通常会被看作是物理宏观的现象，在呼吸动作中由于横膈膜的运动使肺得以吸入含氧量20%的空气，而实际上这种宏观现象只不过是由线粒体主导的真正代谢性呼吸得到进一步进化的结果。

人们常说，一个系统的能力上限是由其构成元素中最弱的环节确

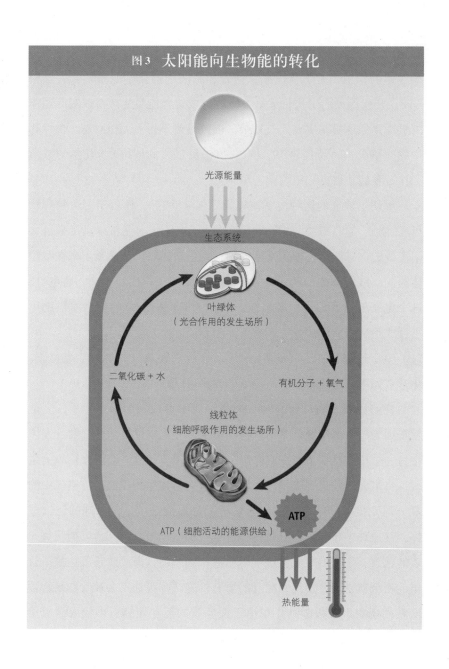

图 3　太阳能向生物能的转化

光源能量

生态系统

叶绿体
（光合作用的发生场所）

二氧化碳 + 水

有机分子 + 氧气

线粒体
（细胞呼吸作用的发生场所）

ATP

ATP（细胞活动的能源供给）

热能量

　活着有多久：关于死亡的科学和哲学

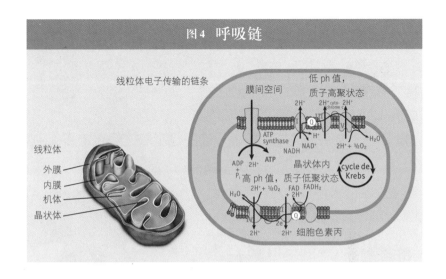

图4 呼吸链

线粒体电子传输的链条

线粒体
外膜
内膜
机体
晶状体

膜间空间

低 ph 值，
质子高聚状态

ATP synthase

高 ph 值，质子低聚状态

晶状体内

cycle de Krebs

细胞色素丙

定的。对于细胞而言，这种对于氧元素的强烈依赖性意味着任何抑制氧摄入或妨碍其与 ATP 合成的情况都将是灾难性的，会导致细胞迅速死亡。在后面的章节中我们将会了解到，不管是由于感染、毒害、疾病或是任何不幸事件导致的机体死亡，其直接原因都是由于缺氧而导致的 ATP 生产难以为继的结果。

塑造生命

尽管氧元素足以支撑较高等的生物体的官能作用，但如果没有死亡的积极参与，生命或许将永远无法达到今天我们的这种复杂程度。

我们或许并不总能意识到，所有的动物，即使是那些通常被认为是较为"低等"的动物，如昆虫、鱼类，抑或爬行动物等，它们也都真真正正属于进化过程中的奇迹，几百万的细胞通过功能性的布局配置，赋予这些动物以进食、移动，以及敏锐地观察周遭环境的能力。

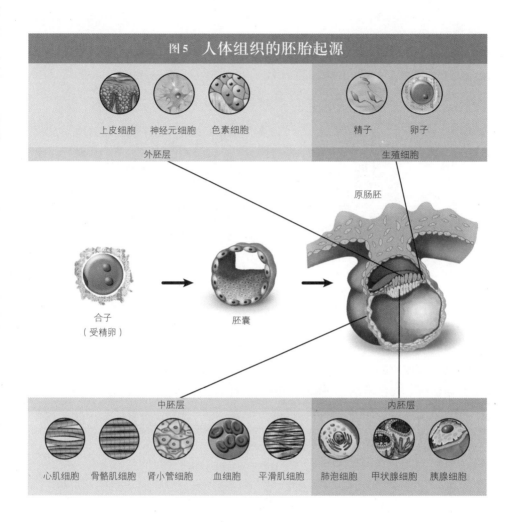

图 5　人体组织的胚胎起源

上皮细胞　神经元细胞　色素细胞

精子　卵子

外胚层

生殖细胞

原肠胚

合子
（受精卵）

胚囊

中胚层

内胚层

心肌细胞　骨骼肌细胞　肾小管细胞　血细胞　平滑肌细胞　肺泡细胞　甲状腺细胞　胰腺细胞

如果所有细胞都是完全相同的，很显然这种高度复杂性是不可能出现的；只有在它们都进行了专业分工的基础上，这些动物才能拥有各异的外貌以及特定的生活模式。

这种专业化过程被称为"细胞分化"，开始于胚胎发育的最早几个阶段。绝大多数的多细胞动物（除了例如海绵、珊瑚之类的一些物种以外）都是属于三胚层生物，也就是说精子使卵子受孕之后，胚胎分成了三个独立的层（外胚层、中胚层和内胚层），然后在动物体内形成一系列专门化的细胞。例如，位于最外层的外胚层负责神经系统中的神经元和皮肤细胞的形成；中间的中胚层则参与肌肉、肾脏、生殖器官等的发育过程；而最里面的内胚层则使得消化系统和几种其他类型的细胞（肺泡细胞、甲状腺细胞、胰腺细胞等）得以形成（图 5）。从一个单一的受精卵，就可以生成如此种类繁多的各种不同细胞，并能够执行诸如传递神经冲动、感受光源或是食物消化等各种专门职能，无疑可称是自然巨擘的杰作之一。

这种生物组织的总体脉络出现于距今约 575 万年左右，从此就成为了自然选择过程的纲要，使得多细胞的物种积极进化，以适应环境的变迁。尽管表面上看起来经常是蔚为奇观的事情，但进化过程一般很少要求机体建造一个全新的结构，反而更多的是被动地对可支配要素进行重组，以面对环境带来的挑战。例如，尽管人的前臂、一只蝙蝠的翅膀、一头海豹的胸鳍和一匹马的蹄子看上去完全

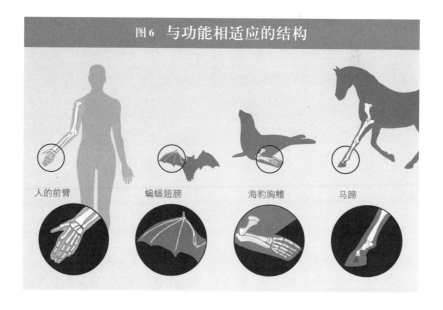

图6 与功能相适应的结构

人的前臂　　　　蝙蝠翅膀　　　　海豹胸鳍　　　　马蹄

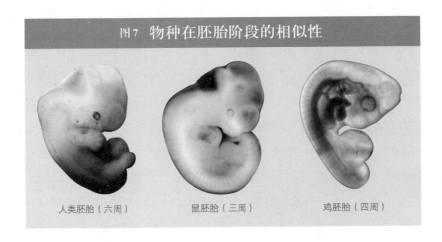

图7　物种在胚胎阶段的相似性

人类胚胎（六周）　　　鼠胚胎（三周）　　　鸡胚胎（四周）

不同，但所有这些肢体都拥有对等的同源结构，这些自共同祖先遗传给我们的骨骼其实只是定位排序有所不同，以完成不同的生理功能（图6）。

如此复杂性得以建立的过程已经远远超出了本书的涉及范围，但即使没有任何生物学或通识科学方面的概念，我们仍然可以通过直觉洞察到像人类这样进化到相当程度的动物与其他"较低等"的动物究竟共用多少根源同一的遗传物质。比如说，对比多种物种的胚胎发育过程中最初几期的胚胎外部形态进行简单的观察，可以发现其间的相似程度达到什么样的地步（图7）。甚至像小鼠和人类这两种差异如此之大的物种，在胚胎的早期发育阶段时，几乎根本无法分辨哪个胚胎是属于哪个物种的。

细胞的牺牲

在高等生命体内出现细胞的特异化和分工现象，通过与现当代社会发展规律相比照更易理解，因为手工业的专业化分工也是和更为复杂的社会组织形式互为因果的。虽然这种文明进步的形式带来极大的进化优势，但为了维持现存结构的有序，必要的冲突总是无法避免，因而必须强制推行一些严苛的治安规则。

从发展的角度来讲，建立专业的分工结构必须要求去除与机体正常运行机制所不相配合的冗余细胞。这种淘汰过程是通过每个细胞自带的一套精心设计的自我毁灭机制实现的，在感受到需求时，该系统可以触发一场真实的"献祭仪式"。这种细胞的自我牺牲有一个科学名词叫作"细胞凋亡"，死亡之酶（半胱天冬酶）如一把当之无愧的分子手术刀，将细胞完全拆解，并有条不紊地将组成细胞的成分一一撕碎。在周遭的细胞发出处死某个细胞的指令，或监测到发生无法弥补的损害并可能导致对细胞正常运作产生阻碍时，一系列的旨在消灭该细胞的大规模行动就启动了（图8，见书前彩插）。例如，如果线粒体监测到了细胞的正常运行发生了变异，它就会在细胞中释放通常参与 ATP 合成的一种蛋白质（细胞色素 C）。细胞色素 C 在非正常的场所出现将会被立即察觉并被认定是启动细胞牺牲程序的信号，这种用来激活半胱天冬酶并开始细胞处决倒计时的警示信号可以通过在细胞表面出现的芽状物清晰地观测到。线粒体，这种生命能量之源，在细胞的凋亡中同样也是关键因素。

细胞凋亡在身体各器官发育过程中的塑型工艺起着至关重要的作用，例如，当大脑结构在胚胎中形成的时候，那些未能成功通过与其他神经元建立突触联系参与到神经冲动传递活动的神经元就通过该机制被淘汰。同样的道理，人类手指和脚趾的分叉也是得益于精确定位发生的细胞凋亡将指间蹼细胞破坏的功能。

慢火死去

这种细胞凋亡的过程对于任何有生命的物种都起着极端重要的作

图 9 寿命较短的细胞

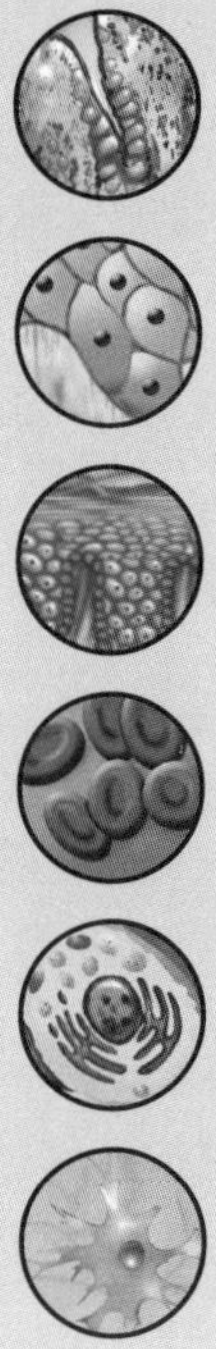

	细胞种类	平均寿命
	肠道上皮细胞	5 天
	视网膜细胞	10 天
	皮肤细胞	21 ~ 28 天
	红血球细胞	120 天
	肺泡细胞	400 ~ 500 天
	神经元细胞	60 年以上

用。每一天，大约有一百亿这样的失效细胞默默无闻地通过凋亡而自我牺牲，但非常幸运的是它们每一个空出的位置都会很快被新的高性能的细胞来填补上。对于不同的细胞，其死亡和再生的速率会有很大区别，肠内壁细胞的生命最长不过五天，而神经细胞的数量在我们的一生中都不会有太大的变动（图9）。这种不间断的更新过程，确保了我们体内的绝大多数细胞都不会超过十年岁月，总是比我们的实际年龄要年轻。因此我们总感觉到比自己的实际岁数要年轻，其实是蛮正常的！

虽然这种机制非常有效，但这种更新的潜能是有限的，随着时间的侵蚀会不断地减慢，从而生理功能也逐渐地恶化。人的一生中，不断发生的一长串这种"小死亡"总会或早或晚达到一个无法挽回的临界点，结果就是重要器官的功能丧失越来越严重，直到最终生命体的死亡。归根结底，如果说我们有一天会死去，那其实是因为我们每一天都要死去一点点。

死亡显然不是人类独有的命运；所有的生命，不管是植物、昆虫、鱼类、鸟类，或更复杂的动物，都存在该物种独有的诞生、成长乃至死亡的节律。从生物学的角度来看，造成任何生命体生命终止的细胞和分子现象，都和造成人类死亡的情形是完全一样的。我们的死亡并不是一种反常现象，也并不是强加在人类身上的不公平命运，而是生命存在的唯一合乎逻辑的结局。然而，我们感受到时间的流逝以及死亡的不可避免，我们使用大脑的机能来反思生命和死亡的意义，正是这种力量使得我们成为了主宰着地球的优势物种，但同时也可能引发我们的焦虑，成为我们的阿喀琉斯之踵，毒害着我们的生命。正是思考，引发了对于死亡的恐惧。

第三章

生：在恐惧与希望之间

Vivre avec la conscience de la mort : entre l'espoir et la peur

> 我不愿借我的作品而永垂不朽，我想不死而
> 不朽。
>
> ——伍迪·艾伦

所有物种都寻求逃避死亡。一个简单的细菌在遇到某种毒性物质时，会利用一套非常复杂的机制来扭转其行动轨迹，以便逃避危险；一种植物在遭受害虫袭击的时候，会合成有毒物质来解除威胁；池塘边的羚羊总是时刻保持着戒备，仔细辨识在高草中会不会正潜藏着自己的天敌，从而总在饮水的欲望和对死亡的恐惧之间摇摆不定。所有生物在面对死亡时都总会"焦虑"，这是与地球生命的存在形式密不可分的一种本能。

在动物界中，当感知器官（鼻、眼、耳）监测到了危险（烟熏气味、天敌的形象、枪声等）的时候，将触发大脑中的最强报警系统，从而启动一系列极端复杂的过程，这过程被称为"攻击—逃逸反应"。通过激活肾上腺，大

脑命令在血液中释放如肾上腺素这样的行为激素，使呼吸和心跳节奏加快，加速向组织供氧，同时提高大脑的警觉力和注意力。所有这些变化就会有助于迎击或是迅速逃离危险。这叫作生物应激，对于个体生命至关重要，当然范围扩大到物种也是同样的。这种面临潜在致命威胁时表现的焦虑并不是主观自觉的，而是与繁衍后代密不可分的自然功能，既要保证父辈活得足够长，可以将基因传递给后代，还要在那些新苗们仍脆弱的时期为它们提供保护。

关于死亡的真正意识是怎么来的呢？在 20 世纪 70 年代，心理学家戈登·盖洛普（Gordon Gallup）设计了一种非常简单的测试来衡量某种动物所具有的自我意识强弱。实验的内容就是在动物的脑袋上做一个特别着色但无气味的标记，然后观察动物是否能够对这个标记产生回应，这即是指，能不能将在镜子中看到的倒影看作是自己的镜像产物。根据这个标准，只有很少的几种动物能够被我们称之为动物王国中的"精英"，其中包括大型灵长目如黑猩猩、倭黑猩猩、猩猩类人猿等，很顺利完成了测试，同时还有海豚、逆戟鲸以及几种大象。甚至一些鸦科目的鸟类，如喜鹊之类，也能做到这一点，看来鸟类并不是俗谚中所说的那样脑子空空如也啊！

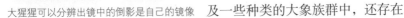

这些动物在表现出明显高于平均水平的推理能力和智力以外，这种自我意识的获得也使得它们产生了察觉到死亡真相的初级印象。事实上，许多生物学家已经注意到，在很多"有意识的"动物物种中，面对失去生命的同类动物尸体会表现出某种"慌乱不安"的行为；在海豚、黑猩猩以及一些种类的大象族群中，还存在

大猩猩可以分辨出镜中的倒影是自己的镜像

着"守灵葬仪"现象，它们在同伴死亡后会在尸体旁边伫立直达数日。对于死亡的知觉似乎是智力发展的一个必然结果，对于周遭世界的环境以及其中发生的事件的尖锐洞察力使得敏感的表达成为可能。

直面死亡

人类大脑在进化过程中产生的惊人发展，正好与生命世界中独有的"不安全感"意识的出现同步。这种面对死亡时的高度敏感状态常常被看作是我们这个种族真正的印记，是将我们区别于其他动物的最主要特征。以同样的方式，学者们又研究了进化层次较高的一些哺乳类动物，证明这种对于死亡的意识首先是一种文化感知，换句话说，是别人的死亡逼迫着我们去思考"该如何面对我们自己的死亡"这个严肃的话题。正如俄罗斯小说家伊万·布宁提到的，如果我们从出生到成长的所有活动都不得不局限在一个荒凉的孤岛上，我们甚至可能对于死亡是否真实存在都满腹狐疑。

最简单地说，由活着走向死亡的过程，基本上可以视作一个能量丧失的过程，那这个过程就有可能通过"吸收"逝者的能量来克服。事实上人类历史上出现最早的一种葬仪就是吃掉逝者的尸体，在那个至今已有十多万年的遗迹中发现的被拆分的躯体以及被敲碎的骨骼揭示了其族内的食人风俗。不管听上去有多恐怖，但即使到了今时今日，这样的食人仪式仍可以在世界很多的地区被发现。这有可能是一种原始本能的表现，因为在其他的灵长目动物种群中，尽管罕见，但仍发现有类似的行为存在。这种在今天明确属于边缘性的同类相食行为，在并不很遥远的过去却曾经是一种惯常的做法（见60页文框），更不用说对于某些处于极端生存状态的人们，这可能是唯一维持生存的方式。例如在1815年法国船舶美杜莎号在离毛里塔尼亚不远的海域沉没之后，十几名船员和

风险重重的食人族

今天仍定居于巴布亚新几内亚高地的福雷斯部落，仍实行着同类相食的葬礼仪式传统。在仪式上，男人吃掉死者身上代表力量的肌肉部分，而内脏和大脑部分则在水蒸过后由妇女和儿童分食。不幸的是，在吃掉内脏和大脑的人中有相当比例都罹患了"库鲁氏症"，主要症状是身体激颤（库鲁［Kuru］在当地人的语言中就是"恐惧而致战栗"的意思），患者体会到瞬间的快感，而后就是一些运动神经功能的急剧衰退（包括失禁，吞咽、平衡控制能力的丧失等）。20世纪50年代的一项尸体解剖研究发现，在这些患者中均表现出了严重的脑损伤，结构已完全类似海绵（因此被称为"海绵状脑病"）。现在导致这种疾病的感染源尚不能确定，研究人员怀疑致病原因与这种同类相食习俗有关，而且事实证明，中止这种习俗之后，该种病例的出现数量得以大幅减少。时至今日我们已经得知，这种疾病类似于羊痒病以及疯牛病（牛海绵状脑病），这两种病都是由一种名为"朊病毒"的传染性病原体的传播而引起。在后一种情况中，这种病的起源也同样与动物界中的同类相食有关，这种关系是由家畜饲养产业培育起来，通过在牛只食用的饲料中添加牛肉成分而造成的。

幸运的是这种同类相食现象已是越来越罕见，只是间或出现的孤立个案，但仍会引起一种混合着震惊而又恶心的感受。其中最有名的几个案例，包括"日本食人魔"佐川一政（Issei Sagawa）于"吸收她的能量"的动机之下，吞噬了一

士兵就是依赖其死去的同伴的尸体才侥幸生存下来。

谢天谢地，这种对于死亡的极端原始的观点，很快就变得更加复杂化。实际上，在人类历史的最早期，大多数的文明都发展出了复杂程度不一的象征性仪式，用于纪念死者与生者世界的郑重分离。我们显然不可能了解这些原始仪式的确切性质，但刻意地将死去的人埋葬于地下则可能是强调由生至死之路的一种方式。考古的发现表明了

名年轻的荷兰姑娘身上 7 公斤的肉；还有安娜·奇摩尔曼（Anna Zimmerman），杀害了其男友后，将其肢解并分块速冻起来，在日后与她的孩子们分食；最后还有"罗腾堡食人魔"阿明·迈韦斯（Armin Meiwes），他简单地通过在报纸上刊登如下的广告来寻找自己的猎物："招年轻体态匀称男性供食用，需情愿被杀死并供同类食用。"在获得了对方首肯的前提下，迈韦斯切下了"幸运的中选者"博恩德·云根·布兰德斯（Bernd Jürgen Brandes）的阳具并吃掉，随后将之杀死，从他身上割下 30 公斤肉，并冷冻起来，有规律地取出食用。食人魔强调说："每吃下一口，我对于他的记忆就愈发强烈醇厚。"在其完成计划的过程中，迈韦斯宣称自从吃掉了其牺牲者之后，自我感觉精神状态更加稳定了，特别是英文更流利了，或许正是因为布兰德斯的母语是英文的缘故。迈韦斯于 2006 年被判处终身监禁，不过，他的同监室友还是可以睡上安稳觉的，因为据称他在 2007 年底的时候突然转性变成了一个素食主义者……

"对敌人的宰杀与烹食"，出自西奥多·德布里《亚美利加》第三章

自人类的出现就有这类墓葬的存在。随着时间的推移，人们表现出的对于死者的尊重也与日俱增，这可以通过越来越高耸也越来越宏伟的墓葬纪念碑（巨石阵、坟丘冢、堆石墓等）而表现出来，我们至今仍然

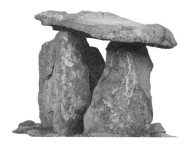

—个堆石墓

可以在世界许多地方瞻仰这些遗迹。正如大地是生命和繁衍的世界的通用象征，土地同样也是死亡的一个有力的象征，身体回归到尘土标志着一个周期的结束和对于新生命的承诺。

在很多史前墓葬遗迹中，非常吸引人的特质之一，就是有着一系列体现着死者回归大地即意味着一个新生命出现这种观点的符号。在下葬遗体的周围，常会出现日常生活用品、武器、食物以及家畜的骨骸，表明人们相信（或至少是希望）死后还会在另一个世界中继续存在。这个身后世界的样子在不同的时期和不同的文化圈中会表现出很大的区别，但这都标志着对死亡的看法的根本转变：死亡不再被看作是生命存在的严格终结，而更是作为另外一次生命的起始点。

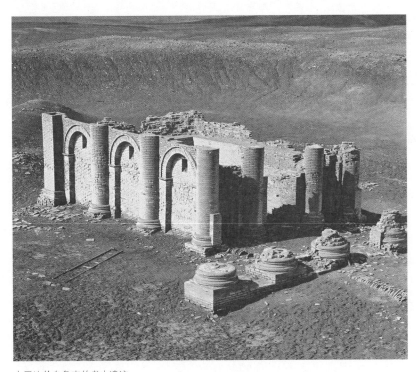

古巴比伦乌鲁克的考古遗迹

　　　　　　　　　活着有多久：关于死亡的科学和哲学

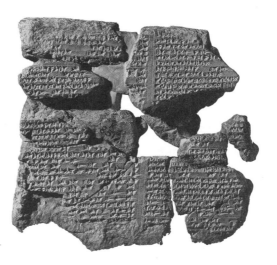

铭刻《吉尔伽美什》的石桌残片

在由美索不达米亚流传至今的最古老历史文献之一《吉尔伽美什》中，很好地展现了难于接受死亡的人类试图超脱于生死问题的自然倾向，他们试图通过对于符号的研究来解释死亡的明显荒谬性，以便证明生命的存在是有意义的。这份六千多年前以楔形文字写在泥板上的史料，讲述了乌鲁克国王吉尔伽美什的故事，在他最好的朋友去世以后，悲痛欲绝的国王无法接受众生无常的现实，于是踏上了追求"长生不老"之秘密的旅程。在最早得以书面转录的口述经典中，就涉及到了对于接受死亡的困惑以及对于生命不朽的追寻，这体现出了死亡带来的生存焦虑是人类的基本特征之一，对人类思想演化至今的整个历史过程都施加了巨大的影响。

宗教人

纵观人类历史，没有什么比无处不在的宗教仪式更能体现这种孜孜不倦地为生命和死亡寻求意义的探索了。智人的的确确可以称得上一种"宗教人"（Homo religiosus），因为，在我们能够追溯到的过去，人类总是要引入超自然的力量以便能够为死亡乃至他们周遭世界发生的一切现象找到某种意义。宗教属性的出现甚至有可能早于文明本身，位于土耳其的哥贝克力石阵是有史以来发现的最古老的神庙，其建造年代至今约 12000 年，比现在发现的最早的城市遗迹的年代还要提前数千年。宗教信仰最初出现的驱动因素现在仍难以明确定论，但有一点是不容置疑的，从建造崇拜场所所需花费的非同寻常的大量人力（要将那些重达数吨的巨石块移动数百米，据估计需要两三百年的时间才能完成）可以看出，宗教体验自长久以来就在人类文化中占据着基础性地位。

在不同的地理区域和不同的历史年代，宗教仪式也表现出很大的差异。最初宗教的出现，是要为一些完全不可理解的现象提供一个理性可以接受的解释，特别是对于那些事关痛苦与不幸的现象。

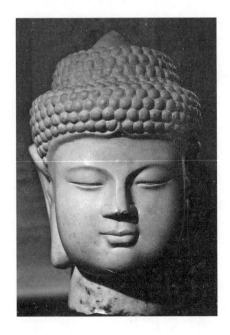

认为神明的力量是造成电闪雷鸣、地动山摇、久旱不雨乃至暴毙早夭的根源，这就使得这些厄运自身具有了某种意义，若通过符咒、祷告或献祭等各种方式直接对其力量进行召唤，就有可能使这些不幸通过其他方式表现出来。因此要想建立一种人为构想的宗教仪式，就必须首先开发一套与神灵相沟通的模式。即使是在最原始的类似"万物有灵论"（信仰一切存在，即使是树木、

风、石头和动物都被赋予灵性）的原始宗教中，其萨满充当尘世与万物之灵界之间的媒介，并拥有为了改善人类生存状况（包括捕获、愈伤）而代理请愿的能力，都是这类信仰的基本特征。

地中海沿岸以及亚洲文明的发展，对于新的宗教形式在这些地区的出现起着关键的作用。这些宗教最初都表现为多神教的形式，拥有一套以人类形象出现的神祇谱系，每个神祇拥有不同的属性（雷电、弓矢、刀剑）并受一位居于统治地位的神祇管辖，这基本上是那个时代产生的等级森严的社会体系的缩影，也是城邦国家系统建立的基础。这些以礼拜场所（神示所和希腊神庙等）和祭司的出现为代表的宗教形式只是人类有组织地进行宗教活动的太初形式，直到公元前八百年左右，我们所熟悉的当代宗教才真正开始露出端倪，最初是地中海流域的犹太教以及印度的吠陀教，又过了几个世纪之后，基督教、佛教、伊斯兰教才姗姗而来。抛开他们在宗教仪轨方面以及所崇拜神祇的身份方面表现出的天南地北的区别，所有这些宗教都相信此生寄于人间的终极目的就是在来世获得拯救永福。在这个意义上说，这些救赎型宗教的出现可视作人类对于死亡的认知方面具有里程碑意义的一步。这样，人的生命不会在尘埃和虚无中终结，而是在一个更加美好的世界延续下去。人类在得到这样带有承诺意味的信息后，非常有可能缓解由生命终结而引发的焦虑。

在西方亚伯拉罕体系诸宗教（犹太教、伊斯兰教及基督教）中，灵魂是可以战胜死亡并进入永生的。

> 终有一天，死亡将被永远地消灭，主将拂去所有人脸上的泪痕，死去的人们将重生。

> ——《以赛亚书》26：18

然后，在你做完这些之后，你将死去。然后在那重生之日，你也将重生。

　　——《古兰经》第 23 篇章：《信仰者》诗句 15～16

　　而在东方，神的存在则不像西方那样居于统治地位，他们更像是寄居在人身中的灵魂，其寄主必须去寻求清净高洁以达到生命的至美境界，从而最终得到极乐、涅槃以及顿悟，即欲望、烦恼和焦

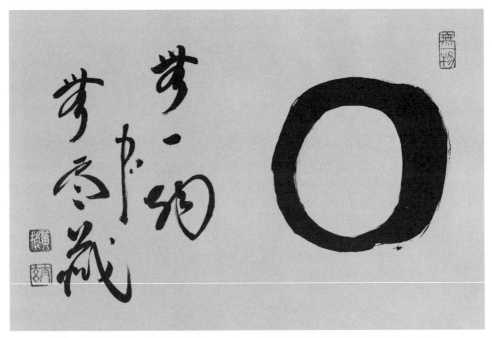

禅圆（円相）是禅宗佛学的一个重要标记。它同时代表了力量、智慧、宇宙以及虚无。这个简单的符号用毛笔在吸墨能力极强的和纸（米纸）上是非常难以实现的，这象征着将灵魂集中在当下一瞬，既然总体的运作机制极端的复杂。这种对于"当下的表达"是禅的代表观点，也是注意力重要性的体现。它还是死生二元性的多种表述之一，同时也强调了存在只有在充分包容了对死亡的觉悟后才能达到丰足的论调。

虑都不复存在的状态，人身不再羁縻于无常之中。这种净涤之道需要不断的轮回、经历或者转世，来最终使灵魂摆脱物质的世界，从而达到涅槃。

对于身后来世的展望，也决定着人们如何看待宗教所施加的道德规法；对于死后所遭惩罚或不能前往永生的恐惧，有力地激励着人们去遵守这些规则。因此不难理解为什么地狱的概念总是在宗教中占据着突出的地位：不论是但丁在《神曲》中所探究的九环地狱，还是穆斯林的火焚界，乃至佛教中的十八层地狱说，这些地狱世界都是通过残忍地折磨（普遍是通过火的形式）那些在尘世中犯下罪恶或重大过失的灵魂来发挥作用的。"受狱火煎熬"这种可怖前景有助于阻止某些离经叛道的行为，从而维持社会秩序。宗教在历史中的重要性表明了对于死亡的恐惧，以及对于与死亡相关的生理过程的无知。这种恐惧和无知在宗教自身的创立以及人们看待死亡的方式上扮演着关键的角色。

恐惧而死

对于在世的人们来说，死后还存在着一个不可窥测的转世人生，这种假说无疑给死后将会发生的事情留下了不小的解释余地。在某些文化圈中，认为人在死后将拥有一个完全独立的生命，好比自己的一重分身从死亡的那一刻脱离了原来的身体，开始在一个专属于逝者们的世界里经营另外一个人生。而在其他的文化圈中，这种身后生命则以鬼魂或灵物的形式在生者的世界中共同存在，并可以随时显圣并干涉生者的行动。后者的这种观点显然不能令人安心，基于这种信仰引发了五花八门的神话、传说和民谚，在这些故事中鬼魂（特别是当鬼魂的死亡涉及某些龌龊的勾当时）会毁掉生者的人生。

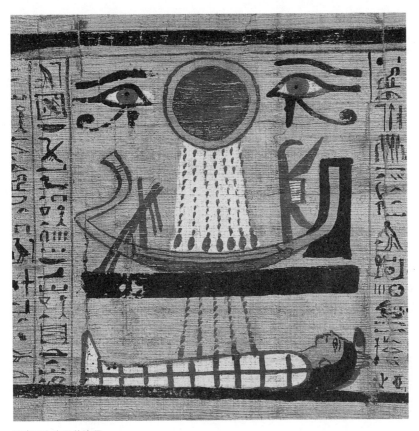

死者迈向来世的旅程

　　人在死后其魂灵将与我们所处的世界平行存在，在我们对于死亡已经抱有的普遍恐惧之上，又加上了对于死者本身的恐惧。这种恐惧从人类早期历史中就可以体察出来，在美洲原住民中和一些欧洲地区（以阿尔萨斯地区为代表），死者的脚都要用细绳线绑起来，以阻止其魂灵重现，使生者不得安宁。同样的，在青铜时代的墓葬上，经常是覆有巨大的石标丘（坟堆），并在其周围挖了若干壕沟，其用意很可能是使死者不能出来活动。为了制止死者魂灵作祟，预防措施中有很多是要在人死后立刻完成的——比如将尸体脚在前抬出房间，是为了使其不能再看到房间里面；把窗户紧闭，是为了使其不能返回。今天我们提到这些信仰的时候尽可以付诸一笑，但它们至今依然会给我们带来深深的困扰，尽管这种影响经常是作用在潜意识中的。避免讲逝者的坏话，在记忆中只留下他们生时的积极方面，这些约定俗成的社会公德很有可能就是由这种恐惧衍生出来的。

变异的重生

吸血鬼、狼人、僵尸以及其他从坟墓中爬出的生物，都是对于我们被死亡所引发出的烦恼的写照，为了克服这种恐惧，人们创造出了这些介乎生死边缘的神秘人种。尽管关于他们的神话传说已经不像过去那么具有影响力，但关于他们的起源却仍然令人着迷，因为这体现了人类在面对诸如死亡这样的如此自然的现象之时，是如何需要借助超自然之力才能克服由之引致的不解和绝望。

嗜血冲动

作为生命最完美的象征，鲜血自始至终在多种宗教仪轨中都占据着至关重要的位置。为了净化灵魂，在对密特拉神的祭祀仪式中，波斯人将献祭动物的鲜血洒在身上。同一时期，希腊人在酒神节也会狂饮混合了动物鲜血的酒水。至

狼人正在撕咬一名女子（版画）

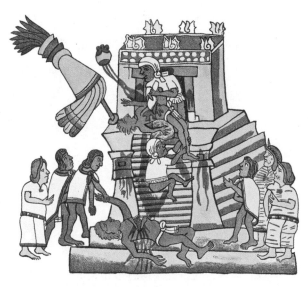

阿兹特克的人祭仪式
（波杜里尼手抄本）

于真正迷信鲜血力量的阿兹特克人，甚至认为太阳也需要鲜血这种珍贵液体来为其九天巡游提供动力。在前哥伦布时期的墨西哥是一片血流成河的景象：为了满足神祇（以及皇帝）的"胃口"，近万人惨遭割颈屠杀，同时还滋养了一些迷信以血液换取生育能力和长生不老的当地民众。即使在这样的祭祀牺牲已经变得完全不可想象的今天，血液作为生命载体的象征仍然深深地植根于传统之中，正如我们今天在基督教仪轨的圣餐礼中所能看到的，红酒和面包转化为基督的血和肉这种象征性质变的重要含义。

撇开这些符号化的象征，在关于吸血鬼的传说中，这些不老不死、通过他人的鲜血汲取自身生命能量的生物，似乎也有其生化学角度的来源。事实上，源于遗传性疾病所引发的生理活动失调，可以使病患表现出多种吸血鬼所独有的特征，特别是对于阳光的异常敏感。这种被称为"卟啉症"（或紫质症）的生理失调是由于人体中缺乏参与血红素[1]产生的一种酶而引起的。缺了这种酶，称为"卟啉"的紫质色素就将在人体多个器官内出现异常的大量积聚，特别是肝脏、骨髓以及皮肤。"卟啉"是一种紫红色素，可以吸收紫外线并释放出大量自由基，从而导致严重的组织损伤，引发一系列符合吸血鬼特征的症状表现。在迟发性皮肤卟啉病的病例中，一种酶（尿卟啉原脱羧酶）的缺乏可导致尿卟啉的积聚，这种分子的荧光属性会使病患暴露在太阳光照射下后导致皮肤原发性损伤，同时也会使牙齿和指甲产生染色效应转成红色。先天红细胞生成性卟啉症则是另一种尿卟啉原同合成酶的缺乏所导致的重症，其症状则更加有代表性：这种情况下卟啉的积聚不仅会造成皮肤的损坏，而且还会破坏多种组织，比如牙龈，这就有可能导致牙齿的向外拱凸，看上去状如獠牙。在这种类型的卟啉症下，血红蛋白中出现的异常可能会引致对于红血球简单而彻底的消灭，以及严重的贫血症状。换句话说，一些罹患卟啉症的病人会拥有看上去异常惨白的皮肤、红色的牙齿，并且应该尽可能地避免接触太阳光。这与我们在文学作品中看到的吸血鬼形象如此近似，以至于着实令人不安！另外，卟啉症还可以引起毛发在人体各个部位的变异性增长（多毛症），这种体毛过盛的状态可能也是导致狼人传说出现的重要原因之一。

这些自然现象与吸血鬼和狼人传说的出现是否有关仍还是个谜，但能够确定的是，这种活死人的形象在欧洲、非洲、中东和亚洲都有非常广泛的类同版本流传。无论是中国古代的秦始皇、日本的吸血魔王、马来西亚的潘那贾拉、印度的迦梨，还是中欧的种类繁多的吸血鬼，所有这些生灵都会抓住一切机会混入活人之间，并痛饮人的血液从而得以重生。

1　负责铁元素与血红蛋白相结合的色素。

僵尸

在巫毒宗教中，僵尸是一种由波哥术士（Bokor）利用魔法从坟墓中唤醒并豢养为奴隶的活尸。据传说，这些巫术的受害者一开始会被一种粉末整个掩埋起来，这其实是一种制备过程，使得受害者的生理功能被大幅度放缓，以至于状似气绝。在把这些被活埋的尸体挖出来以后，巫师就会对他们进行第二轮制备过程，使得他们保持在一种活尸的状态，没有自主意志而且绝对服从指令。一些植物种族学家指出，这种致人陷入深度嗜睡麻痹状态的粉末，应该是由一种提取自河豚的毒素与一种提取自海蟾蜍的蟾蜍毒素混合所形成。这是多种轻度毒剂的混搭效果：河豚毒素可以阻滞神经元间神经冲动的传递，使得肌肉功能中止，从而失去如血压及体温调整之类的基础自体控制功能（见 74 页文框）；蟾蜍毒素中的一些物质如蟾毒色胺等则有着与赛洛辛（致幻蘑菇中的活性分子）非常相似的分子结构，同样拥有致幻效能。至于第二种用来驯服并奴役活死人的药剂，有人认为其主要成分可能是曼陀罗花（亦称"洋金花"），那是一种剧毒的颠茄属植物，其中含有一种称为莨菪碱的生物碱，是举世闻名的噩梦型致幻剂，会引

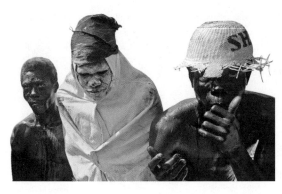

当地人打扮成僵尸，参加海地巫毒仪式

发失忆以及知觉丧失。尽管这些毒物不太可能是僵尸传说出现并影响巫毒文化（特别是在海地）长达数百年的唯一根源，但非常有意思的是，曼陀罗花在海地有着"僵尸菜瓜"的俗名，而且在海地刑法典中明文禁止将该类毒剂用于"僵尸化制造行为"：

> 法条246：任何利用某些物质所具有的可急性或慢性致命的效用，对人类生命构成侵害的行为，不论该物质主动使用还是被动使用，无论其结果如何，均被判定为鸩毒罪。
>
> ——海地刑法条例第240，247，262，263，334，372款

> 任何对人施予某种鸩毒行为，但该毒质并不致命，但可引发长短不定的嗜睡麻痹状态，则不论该物质是被施用或被指导服用的情况下，无论其结果如何，均亦被判定为生命侵害罪。
>
> 如果在实现该种嗜睡麻痹状态后，受害者被掩埋的情况下，该生命侵害行为将被判定为蓄意谋杀罪。
>
> ——海地刑法条例第241款及其后续条款，
>
> 以及1864年10月27日修订案

按照自然界的规律，生命总是不息地紧跟着死亡到来，人类的死亡也可以被理解为通往另一个世界的过程以及一个全新生命的起点。因此我们的态度是很纠结的，恐惧、期许以及好奇心混成一团。对于死亡的恐惧，正如我们已经强调过的，深深地刻画在我们的基因之中，不可磨灭，这种恐惧指挥着我们为了生存而选择主动退让或是有必要一战。而另一方面，关于死亡的期待以及好奇，则是一种典型的人类行为，反映出我们的大脑仍然无法接受我们作为个体的存在终将会无可避免地死去这个事实。

鱼之毒

　　河豚在法语中又称为球鱼，之所以得到这个名字，是因为这种鱼在察觉到周围环境有危险时，会向肚子中不断注水从而将身体鼓胀成球形。在这种华丽的防御手段之外，所有的河豚体内都含有一种被称为河豚毒素的物质，这是一种剧毒的分子，可以制止钠元素进入神经元，从而不可逆地阻止神经冲动信号的传递，以致肌肉彻底麻痹。河豚毒素并不是河豚自身产生的物质，而是由附着在其主要食用的植物体上的一种细菌制造出来的。由于其自身钠离子通道结构的变异，河豚自身对于这种毒素完全免疫，这种物质在其肝脏和生殖器官大量积累，也不会对其产生任何不良影响。对于河豚来说，这是一种非常有利的生物界共生现象，大量毒素的积累使其具有剧毒，对其天敌来说变得完全不可食用。

　　这种球鱼在地球各地的海洋中都有相当广泛的分布，却在日本最受欢迎，那里生活着一个被称为"滝河豚"的球鱼品种，它在该国传统烹饪艺术中占据着相当重要的地位。其中最为喜闻乐见的（同时也是最危险）的应属"虎河豚"(Takifugu rubripes)：每一条这种鱼体内含有的毒素足以毒死30个人。对于河豚的品尝消费受到严格的管制，只有受过特殊秘技传授的厨师才有资格供应这道菜，河豚一般被做成精细的刺身，其切片极其轻薄，以至于食盘的花纹透过生鱼片清晰可见。还有一些技艺特别精湛的厨师，在制备河豚时保留极其微量的毒素，使得食客在鱼肉入口之时唇舌均能感到刺痛和麻木。

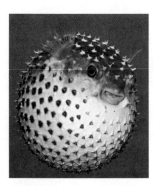

自然状态下的河豚（黄斑河豚）

　　尽管这种毒素的毒性超过氰化物几千倍，但它并不渗入脑组织，因而会引发出更加令人心悸的窒息性死亡——受害者将一直保持清醒，并明白地体会着身体麻痹一点一点地逐步扩散到全身。在一些案例中，中河豚毒的受害者在表面上死亡多日后，在尸体火化之前却重新站了起来。为了避免这种操之过急的下葬，在日本的某些地区已经形成了一种习俗：人死后要在其棺木旁边停灵整三日，此后才正式开始启动丧葬程序。

第四章

岁月的刀戈

L'usure du temps

> 任你空有那钢铁的体魄，最终也无非锈迹斑斑。
>
> ——贾克·普维（1900～1977）

20 世纪以来，卫生、营养以及感染性疾病的治疗条件等诸多方面得到了令人叹服的改善，从而使人口的预期寿命大幅度提高。1900 年前后，全球只有不到 1% 的人口能够活到 65 岁以上，而到了 2000 年，这个比例已经提升到了 10%，并可以预期 2050 年的时候会达到 20%——那时地球上就会充斥着超过 20 亿的"老迈人口"。此时此刻，地球上的平均年龄不到 30 岁；而到了这些人死去的时候，这个平均年龄就会变成 50 岁——在整部人类史中，这将会是头一次，由一个头发花白、脸上常有少量皱纹的人，作为地球人年龄状态的典型代表，而过去这个形象一向都由年轻的成年男子担当。

这般严重的人口老龄化趋势会带来社会结构的各种变化，其中最严重的一点，可能就是突然有很大一部分人由于活到了以往人类无法达到的寿命而生活质量严重下降。人们拥有更长的寿命，并不一定就意味着活得更加健康。事实上正好相反，随着寿命的延长，很多种慢性疾病发生的几率也同等幅度地增长，从而抵消掉了长寿可能带来的好处。在这种条件下，达到高寿并不真正意味着任何形式的优越性，特别是在脆弱的健康状态令人失去独立生活能力，并带来无数身心煎熬困扰的时候。衰老就好像是一种考验，是指向生命终结的残忍过程，人们只能老老实实地承受着，等待着死亡所带来的解脱。没有人会希望这样地死去，对于大多数人来说，死亡所引发的焦虑大半并不是来自于生命的终结，更多的是对于临死之前所要忍受的生命质量剧烈下降的心态纠结。

但是，不应该把衰老和病痛混为一谈。尽管绝大多数慢性疾病的发病率会随着年龄的增长显著地提升，但人类仍然有十足的可能在非常健康的状态下老去，并最终完全自然地溘然而逝，不会错过很多美丽的年华，也无需忍受慢性疾病带来的长久的痛苦折磨。近几十年来，专业人士们进行了大量的研究，证明了今天工业社会中典型的生活方式，特别是不良的饮食习惯、肥胖超重以及久坐缺乏运动等，在诱发这些慢性疾病和生活质量降低的进程中扮演着决定性的因素。事实上，人类完全可以在良好的健康状态下自然地老去，只需要在生活中遵循几个大原则，就可以有效地降低罹患慢性疾病的风险（图1）。

那些不治之症表面上看是在劫难逃，但这往往只是那些不愿意改变自己生活习惯的人们乐于采用的借口。面对着这些改变所带来的挑战，我们经常会听到人们说"不值得为玩牌还点个灯"，他们还说"死也要为了点儿什么而死啊"。而现实则是完全不同的：慢性病并不是不可避免的，相反的，到了人生的黄昏乃至于生命最后的阶段，人们仍然完全有机会保持生气勃勃，不管是在身体、精神状态还是情绪表现方面都是如此。在这个阶段，时间的侵蚀将逐步对维持生命的基本功能施加压力，使得人体各个组织之间的均衡状态迅速地瓦解失

图1 预防慢性疾病的五大金律

1 不抽烟

2 维持体重在正常区间内
（体重指数 BMI 19 ~ 24）

3 摄取身体所需的足量植物产品，如水果、蔬菜以及全谷物

4 每天保持至少 30 分钟的体育运动

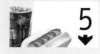
5 减少高糖、高油脂以及高含盐量的食物消费，特别是快餐工业所生产出来的那些食品

> 通过以上五种生活方式的改变可以降低慢性疾病发病的比率
>
> II 型糖尿病 90%
> 心脏疾病 82%
> 脑血管疾病 70%
> 癌症 70%

效，这种内在自然损耗导致的死亡，或是无法抵御微生物（对于超高龄老人来说肺炎是致死的多见诱因）侵犯导致的死亡，进程往往是极快的。不管这观点看起来有多么吊诡，采取一个健康的心态来降低一种或多种令人沮丧的病症发生的几率，不仅是改善预期生活质量的手段之一，同时也是获得尽可能体面的死亡的最好办法。

当代的玛士撒拉 [1]

虽然在上个世纪人类出生时的预期寿命有了突飞猛进的大跨越，

1　玛士撒拉（Mathusalem）：《圣经·旧约》人物。亚当夏娃之子赛特的后裔，以诺之子，以长寿著称，活了 969 岁，也是挪亚的祖父。

从 47 岁增加到近 80 岁（女性平均则达 85 岁），但这巨大的增长主要归功于新生儿早夭率以及感染性疾病的死亡率的急剧下降。事实上，超级高寿的老龄人口（90 岁以上）数量的增长速度远没有那么激进，直到今天为止仍然非常稀有：据估计，在一万个人中只能有一个人达到百岁的高龄，即仅占总人口数量的 0.01%，而在这些百岁老人中，一千人中又只有一个人能有机会庆祝他第 110 个生日。现在已知的人类最长绝对寿命记录由法国人雅娜·卡尔芒（Jeanne Calment）保持，她在令人肃然起敬的 122 岁又 164 天高龄溘然离世。卡尔芒太太在 110 岁的时候还非常活跃（她 100 岁那年还在骑自行车出行），直到死前的一个月仍然保持着非常健康的状态。高龄带给她的主要障碍包括骨骼的脆弱，以及听觉和视力的逐渐减退。这样的长寿毕竟只是些特例，然而，这却非常有力地体现出人类的体格在极其高龄的情况下仍能保持基本生命功能的潜能，只要可以避免（或至少是延迟）那些慢性疾病的发生。

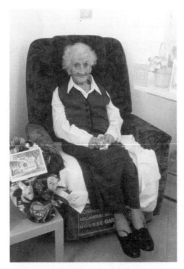

雅娜·卡尔芒，至今为止最长寿的人（122 岁又 164 天）

另外，我们饶有兴味地发现，当老人达到了一个相当的高龄（95 岁以上），其实际死亡率比按照正常预期观测到的值要低很多（图 3）；这种现象与这个年龄段以上的老人罹患某些疾病（主要是癌症）的几率大大减少有关。对超百岁老人（110 岁以上）的解剖学实验揭示出，他们的致死原因往往不是典型的老年常见疾病（癌症、心脑血管疾病、阿茨海默症等），而是某些蛋白质长期沉积聚集，堵塞了通往身

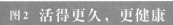

图2 活得更久，更健康

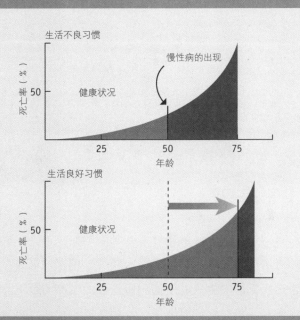

图3 衰老死亡

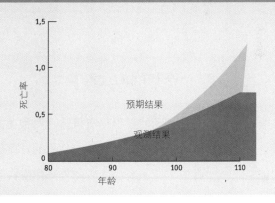

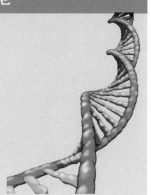

图4 分子级的衰老

DNA 的变异
· 外观变异
· 染色体端粒的减小
· 染色体的重新排列
· 线粒体中 DNA 的变异
· 病毒或转座体导致的基因变异
· 后天的修正

RNA 的变异
· 转录错误
· 非正常编录

蛋白质变异
· 三维折叠错误
· 合成错误
· 编译后修正失误
· 聚合
· 失控的分解代谢

膜变异
· 氧化作用
· 失液 / 脱水

体各个器官的灌溉要道，最终导致心脏衰竭而致命。这就好比是年久失修的老房子里的供水管道最终会锈死。健康地老去，就是说尽可能地延迟疾病的发生，以使疾病所造成的生命质量下降状况尽可能地被限制在一段较短的时期里。换句话说，那些百岁老人为我们清晰地验证了：干脆而历时短暂的死亡往往是一个健康的人生的最终总结。

一个极端的过程

从生物学的角度来看，衰老的过程是有机体在两种选择之间达成妥协的结果：或是选择维持足以生儿育女繁衍后代的寿命，或是选择花费大量的能量来抗争有机体所不断经受着的外来微生物的侵略。若选择优先确保防御机制抗击外来侵害，那么就需要投入过多的能量在里面，以至于繁衍后代的功能无法有效地得以实现。相反相成的，如果该有机体生存是单纯地为了保证有效繁衍后代的话，那就和细菌之类的简单生物体没什么区别了，这样的有机体，其基因乃至细胞的构成将会主动维持在极简的状态下，甚至会制止更加复杂的有机体组织的生成。

衰老可以看作是细胞级乃至分子级的损伤在一生的时间中逐渐累积而引发的结果（图4），会导致生物化学系统日趋脆弱，直至运行不良，最终导致死亡。

尽管在人类一生的跨度内，这种损伤是随机出现且不可避免的，但仍有几个因素可以决定其对细胞功能产生不良影响的速度。第一个因素与细胞中内生的某些防御系统对于遗传物质损伤的原生修复能力有关。这些遗传性的保护机制决定着我们基因中与寿命相关的部分：从实质上讲，在现有的高龄老人之中，约有三分之一是由于在人类基因池的彩票活动中"撞到了头彩"。举个例子说，在某些家庭中，其成员的寿命可能会普遍高于平均寿命。一个百岁老人的兄弟或血亲，寿命同样突破100岁的可能性比其他人要高17倍。对于这些家庭开展的一系列研究表明，在这些家庭的成员中，参与DNA修复的酶都拥有更加活跃的形态。在其他人体中，这种状况则更多是出现在参与高密度脂蛋白胆固醇运输和代谢的基因部分。相反，有些人非常不走运，遗传到了有缺陷的DNA修复酶，以至于出现了未老先衰的症状。特别是沃纳综合征，由于维持DNA完整的关键性基因出现了变异，使得衰老进程显著加速，以至于罹患这种疾病的人在年轻时就表现出只有在年长的人身上才能观察到的特点（如脱发、白内障等）。这些患者往往都在50岁以前就早逝，普遍都是死于癌症。

这些保护系统之所以如此重要，是由于组成我们细胞的成分时刻不停地在承受着攻击，这些攻击者就是身体在正常运作过程中产生的副产品——活性氧。尽管氧对于生命是不可或缺的，但它仍然是非常反复无常的一种物质，当获得活性之后，可以与很多种分子发生反应。在大多数情况下，这种反应所产生的产品是有积极作用的。比如说，当细胞吸收了葡萄糖或脂肪时，要把这些蕴藏在三

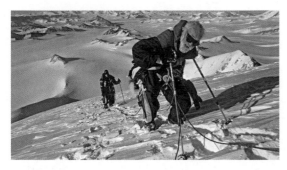

88岁的老人诺曼·沃甘漫步在南极冰川上，那里有一座山峰是以他命名的

磷酸腺苷（ATP）中的能量转换出来，必须要氧分的参与（见第二章）。不过，在这个转化过程中所引发的机制并不那么完美，同时会形成一定量的"垃圾"，它们的学名称为"自由基"（图5）。这种副产品具有极强的氧化性，会对与它毗邻的生物结构发起攻击，这个过程从专业角度看起来，与在金属表面的腐蚀会形成锈迹的道理是相类似的。尽管我们自身拥有诸如超氧化物歧化酶（SOD）等防护系统，大多数这类自由基会被转化成为完全无害的分子形式，不过仍有一些会逃脱警戒线，并对机体（尤其是针对我们的遗传物质）造成伤害。这种现象可不是个别的情况，据估计，我们的DNA每天平均会受到一万次以上的自由基攻击。换句话说就是，我们是从细胞内部开始生锈的！

多项实验数据显示，衰老以及大多数随年龄增长而出现的疾病（如癌症、心脑血管疾病、阿茨海默症等）大多是由于这些自由基的持续攻击所引起的，若能减少这种毒性效应，对于维持健康状态并延长生命会起到根本性的作用。植物食品中被发现含有高量的抗氧化物，抗氧化物就是一些能够抑制自由基发挥作用的分子，这说明，摄取植物食品可以减少慢性疾病的发作，这一功能部分是通过这种抗氧化的性能实现的。

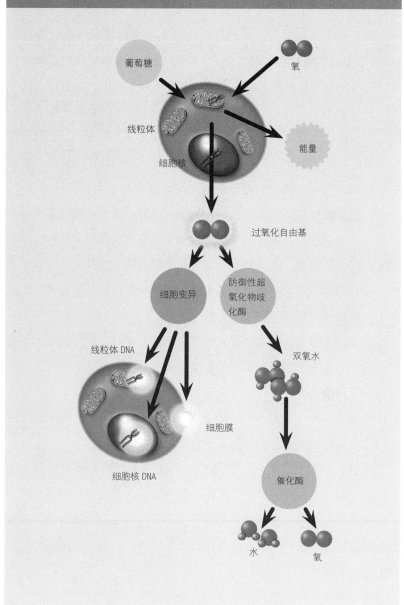

图 5　细胞攻防战

卡路里限制

早在一个世纪以前，人类就已知道那些在食物中吸收较少热量（只要不是基础维生物质营养缺乏）的动物，比起那些需要摄取大量食物的动物要拥有长得多的寿命。比如在小鼠实验中，热量摄入减少30%的试验品，其寿命比对照组要平均延长40%，主要是由于心血管疾病、癌症以及神经退行性疾病的发作率大幅度减少。这种限制吸收热量的功效，在对于多种不同动物的重复试验中均得以验证，不仅包括蠕虫、果蝇、鱼类，甚至最近在灵长类动物中也有同样的发现。由于灵长类动物在进化程度上与人类最为相近，因此其案例有着特别的意义：那些进行了热量摄入限制的猴子与其他进食更多的同类相比起来，在活跃程度、皮肤弹性、血脂和血糖条件方面都表现得卓尔不群。另外的那些猴子则表现出了典型的老化现象，特别是脱毛、皱纹丛生，并出现了高胆固醇和高血糖。

限制热量摄入，必然会带来体重的下降，不过其积极效应远不止维持健康的体重。削减卡路里对生命质量和寿命长度的显著改善，很有可能与自由基产生量的减少有关。事实上，减少食物摄入会使得线粒体尽量减少对于氧的使用，并提高 ATP 中能量转换的效率，这两种情况的最终结果就会表现为更少地释放出自由基。

不过我们现在了解到，卡路里限制在寿命方面的反馈机制比上述的要复杂很多，因为热量下降还会同时激活一些用于应激反射的特定防御机制，其中普遍包含一类被称为"去乙酰化酶"的蛋白质。这些酶的活化会引发一整套环环相扣的积极效应，共同延缓细胞的老化（图 6）。DNA 中有些特别易损的局部区域也可以在这些酶的协助下采用更为紧凑的组织构造，降低对于外部攻击的敏感性。

在对于衰老进行的科学研究中有一项最令人兴奋的发现，那就是

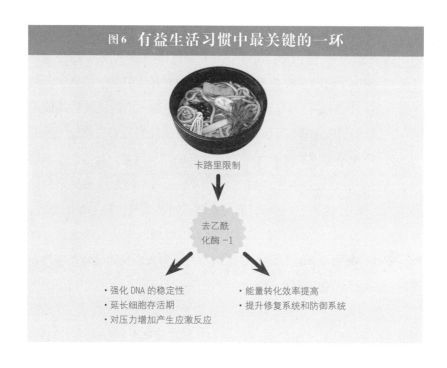

图6 有益生活习惯中最关键的一环

卡路里限制

去乙酰
化酶－1

· 强化 DNA 的稳定性
· 延长细胞存活期
· 对压力增加产生应激反应

· 能量转化效率提高
· 提升修复系统和防御系统

观测到了一些特定的分子可以激发生存机制，从而模拟卡路里限制所产生的系列效应。例如，利用红酒中富含的白藜芦醇就可以活化某些种类的去乙酰化酶，极大程度地延长某些简单生命体（如酵母、蠕虫甚至某些鱼类）的寿命。探索创造出类似于白藜芦醇的分子以延长预期寿命，是现在最为活跃的研究领域之一。一旦这些研究获得成功，那么毋庸置疑，这种"青春源泉"分子会对人类寿命产生非同一般的影响。

重大的损失

在我们的一生中，构成我们身体的细胞必须不断地更新以保持我们机体的良性运转（见第二章）。这个过程复杂得难以置信，我们的遗传物质（DNA）中的 23 对不同的染色体的约 30 亿个组件（核苷酸），在这个过程中都必须要原样被复制并传递到其子细胞中。总体来说这个机制运行得非常完善，不过它存在一个内生的"功能缺陷"：在复制过程中，位于染色体两端，也就是被称为"端粒"的那一部分 DNA 是无法复制的（图 7）。这样的结果就是，每当一个细胞为了进行分裂而复制其遗传物质时，都会无可挽回地损失掉染色体两端的一部分（图 8）。随着时间的推移，这些端粒持续不断地缩短，最终会达到一个无法再短的临界长度，于是细胞无法再继续进行复制，就这样死去了。端粒的逐渐耗损是关系到我们机体的衰老以及预期寿命长短的关键因素之一。

端粒的重要性可以通过癌症的发生和发展得到更好的展示。正常细胞的生命是有限的，而癌细胞的一个基本特征就是永生不灭，这就是说它们拥有无限的自我复制能力。它们得以长生不老的秘方是建立一种用来消抵端粒损耗的系统机制：在绝大多数的癌症中，肿瘤细胞会合成端粒酶，这种酶可以对那些在复写工序中没有得到复制的端粒部分进行再生处理。有了这种酶，肿瘤细胞即使以疯狂的速度进行不断分裂，也仍然能够保持其染色体的完整性（图 8）。

对于正常细胞来说，端粒的损耗看上去是不可避免的，

图 7　端粒的显像

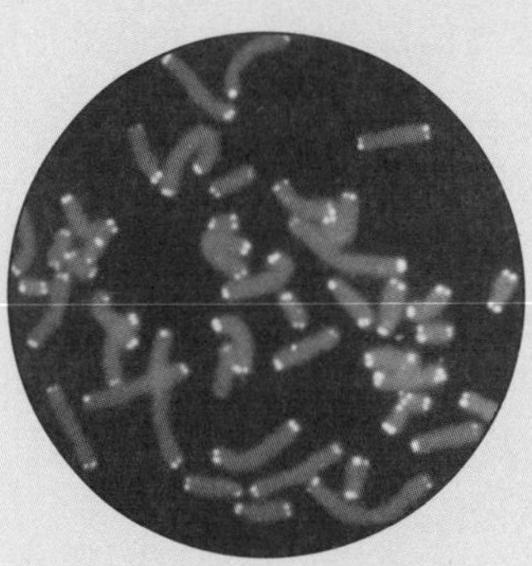

染色体的显微镜成像：其端粒借助专为此结构设计的特殊荧光探针进行了标记

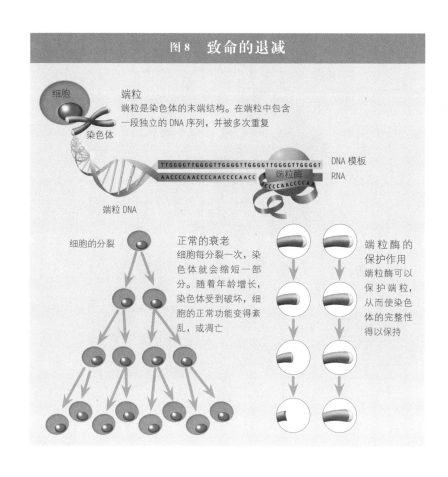

图 8　致命的退减

细胞

染色体

端粒
端粒是染色体的末端结构。在端粒中包含
一段独立的 DNA 序列，并被多次重复

TTGGGGTTGGGGTTGGGGTTGGGGTTGGGGTTGGGGT
AACCCCAACCCCAACCCCAACC

DNA 模板

端粒酶

RNA

端粒 DNA

细胞的分裂

正常的衰老
细胞每分裂一次，染
色体就会缩短一部
分。随着年龄增长，
染色体受到破坏，细
胞的正常功能变得紊
乱，或凋亡

端粒酶的
保护作用
端粒酶可以
保护端粒，
从而使染色
体的完整性
得以保持

但这种现象仍然可以通过某些生活方式得到显著的控制。最近的研究表明，通过采取一种积极的生活方式，再结合富含植物性食品的饮食结构，会显著提高端粒酶的活性，从而减缓端粒的损耗速度。

尽管衰老是一个必然的过程，但若将自然赐予我们的健康资本最大化，同时避免磨损意志的慢性疾病发生，完全可以延缓这个过程。当时间的冲蚀完成了其使命，维持生命功能所需的能量湍流逐渐干涸，再不足以参与到这名为"生命"的恢弘交响曲的合奏时，纯粹地因衰老而死去也是确凿可能的。尽管想到死亡不会使任何人感到愉

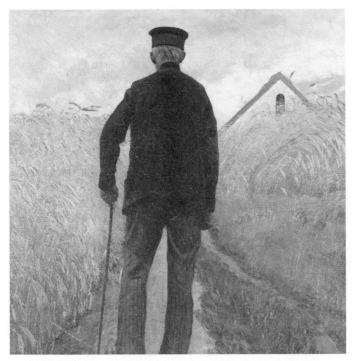

劳里茨·安徒生·闰:《走在麦田中的老人》(局部)

悦，但若在拥有了充实的人生后，得享高龄才与世长辞，这应该是最容易被人所接受的一种方式了。真正令人心生恐惧的，其实是对于早夭以及经受痛苦折磨的感受，而这种恐惧感则往往是与对于慢性疾病的认识密切相关的。

第五章

一天死去一点

Mourir à petit feu

> 我并不惧怕死亡。令我惊惧的是死亡的一步步逼近。
>
> ——奥斯卡·王尔德《道林格雷的画像》(1890)

保持健康需要身体所有的器官协调行动，每一个部件都必须时刻关注着其他部件的需要，以便维持一个最佳的平衡状态，恰当地支持机体运行。不过，维持健康的那套机制却并不是完美的，我们已从中发现了数量惊人的失调状况，有可能影响一个或多个器官并造成危及生命的严重疾病。至今为止，世界卫生组织（WHO）已经整理索引了13600种能够影响整个人体生理系统的疾病，有些是遗传性的，有些是与生活习惯相关的，有些是由外部条件引发的（事故或其他情况），这种难以穷尽的复杂多样性对以改善人口健康状态为使命的现代医学提出了严峻挑战（图1）。

在包括加拿大在内的发达工业国家，最主要的死亡原因就是大量出现的慢性疾病。从癌症、心血管疾病、肺部疾病、糖尿病到某些如

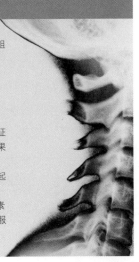

图1 国际疾病分类

- 感染性疾病和寄生虫病
- 肿瘤和癌症
- 血液和造血官能疾病以及免疫系统紊乱
- 内分泌系统、营养吸收和代谢系统疾病
- 心理和行为失常
- 神经系统疾病
- 眼科及其附件疾病
- 耳科和乳突疾病
- 循环系统官能疾病
- 呼吸系统官能疾病
- 消化系统官能疾病
- 皮肤和皮下组织疾病
- 骨关节系统、肌肉和结缔组织疾病
- 生殖和泌尿系统官能疾病
- 怀孕、分娩和产褥期
- 围产期引发感染
- 先天性畸形和染色体异常
- 其他未能归类的症状、体征以及临床或实验检验结果异常
- 创伤、中毒以及由外因引起的其他后果
- 其他致病和致死亡的外部因素
- 影响健康的因素以及医疗服务救助的手段

来源：维基百科

阿茨海默症之类的神经退行性疾病，单这几种疾病就造成了每年人口登记死亡数的三分之二强（图2）。

更不幸的是这些疾病常常都会过早地出现，劫持了后面的人生中的健康生命。不过仍像我们在前面章节所提到的，我们完全可以通过采取良好的生活态度来延缓病症的发作，特别是戒烟、关注饮食结构、保持有规律的体能运动以避免超重。这些预防措施并不能彻底消除这些慢性疾病发作的可能性（特别是对于高龄人士来说更是如此），不过，这种预防行动可以通过延缓其症状发作、缩减病期，以及减少在生命终结前经常会遭受的病痛煎熬，从而大大提高生活质量。

同时，这些慢性疾病需要复杂而昂贵的医疗手段，而且只能在医院或诊疗机构才可能实施，这不仅为医疗系统带来了巨大的财务和运营压力，对于死亡过程本身也产生着重大的影响：以往这个过程是属于个人的不幸事件，病患往往会与最亲密的家人共同度过这段时光；

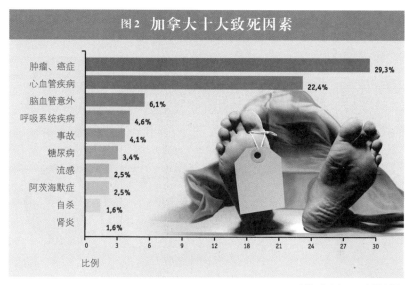

图2　加拿大十大致死因素

肿瘤、癌症	29,3%
心血管疾病	22,4%
脑血管意外	6,1%
呼吸系统疾病	4,6%
事故	4,1%
糖尿病	3,4%
流感	2,5%
阿茨海默症	2,5%
自杀	1,6%
肾炎	1,6%

比例

来源：加拿大 2005 年统计数据

而时至今日，80% 的死亡人口是在医疗机构和医护人员的陪伴之下过世的，生命最后时刻的社会环境完全被针对死者的普遍医疗服务重新定义了。因此这种由慢性疾病导致的死亡可以被称作死亡的一种"现代版本"，我们必须对其充分了解，以便更好地驯服那些导致生命终结的因素。

很成问题的循环系统

人们通常认为，死于心脏疾病或脑血管疾病 (CVA) 是所谓的"善终"，骤然发作导致迅速的死亡，不需要经受漫长的病痛折磨。的确，这两种病症可以被称作极高效的杀手，它们有能力在几乎一瞬间切断向大脑和心脏的氧供应。

尽管表面上看起来其发作是快如闪电的，但这种死亡只是一个非

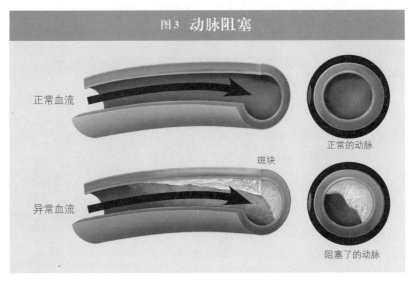

图 3　动脉阻塞

正常血流

斑块

异常血流

正常的动脉

阻塞了的动脉

来源：www.pdrhealth.com

常漫长的血管损蚀过程的最终结局而已，在这个过程中胆固醇和其他成分逐渐堆积成动脉粥样硬化斑块，由此逐渐削减向目的地器官输送血液的能力（图 3）。

当这些斑块粉碎或脱落之后，其对于血管壁造成的损伤会被身体的防御系统认定为一个需要进行修复的伤口。这就促使血液在创口附近形成凝块，反而彻底地阻塞了血流通道，使氧分无法被送到目的地器官。这种心脏或脑血管疾病的突发，学术上称之为"缺血性疾病"[1]，结果真的会钳制住血管引发局部迅速缺氧。

心肌梗死

尽管近几十年来，由于预防和干预性治疗手段的进步，急性心脏

1　ischemique，这个术语来源于两个希腊语词根：ischen 代表阻滞；haima 代表血液。

病突发（或称心肌梗死）的发病率有了显著的降低，但它仍旧是最为常见也是最为致命的心血管疾病——大约三分之一的病患在心梗面前彻底倒下，而其发作到死亡之间的病程可能只有数个小时。这种致命的情况是因为动脉粥样硬化斑块脱落所带来的血管堵塞是发生在冠状动脉这条专门为心脏肌肉提供氧和营养物质的血管中。若这些细胞失氧而死，那么心脏就无法进行正常的收缩动作。根据缺氧所造成的损伤范围，在血液循环突然中止后，死亡的到来可以是非常迅速的（图4，详见彩插）。

这些突兀的死亡常常是心脏出现问题的首次症状，大多数患这种心血管疾病的人从未发生过任何症状，他们无法预见到生命会以如此突如其来的方式终止。对于 35 岁以下身体状况良好的年轻人来说，心源性的猝死主要是由于先天性疾病，如改变心肌组织构造的肥厚型心肌病等。然而对于老年人来说，绝大多数的这类猝死则可以预防——吸烟、饮食以及缺乏运动等生活方式造成的冠状动脉病变，直接导致了这类猝死。

猝死可以发生在任何时间，但在有心脏病发作可能性的人群中，激烈的情绪可能是引发心脏功能障碍的最常见导火线了。愤怒、恐惧或某种强烈情绪（不管是正面的还是负面的），会引起肾上腺素神经系统的过度活跃，并可能导致心跳频率异常过速（室性心动过速）或心脏收缩紊乱（心室纤颤），所有这几种因素都会显著地提高猝死风险。在自然灾害等重大突发事件期间，突然死亡的案例会急剧增加，这一事实很好地说明了巨大的情绪压力可能造成的影响。例如，基于对于 1994 年 1 月震撼整个南加利福尼亚州的强烈地震的分析，可以看出在灾难发生之后的数个小时内，猝死的人数相比正常情况下要高出五倍之多。

多种强烈情绪压力都与心脏疾病的发生有关。在老年妇女常患的左心室功能障碍病例中，若经历了应激性的情感创伤或情绪困扰后，会导致儿茶酚胺[1]的增加，从而引发急性胸痛和呼吸急促。在心肌缺血的情况下，部分患者在经历高强度的心理压力时，尽管在临床检查和试验中显示阴性结果，但仍间断性地发生了缺血症状。同样的，精神重压也会在20%的临床案例中导致室性心律不齐。

脑血管意外

在工业化国家中致死因素排行榜上排名第三的，是脑血管意外（CVA），或曰中风——为神经元细胞提供养分的血管堵塞或断裂，造成脑内血液循环突然中断，从而引发该疾病。与心脏的情形相类似，这种事件往往是致命的，因为神经元细胞完全是依赖于不间断的血液供应，使其能与氧元素和其他营养物质相结合才得以正常运作的。在血液循环中断后仅需数分钟，神经元细胞即开始出现无可修复的损伤，并迅速地丧失传递神经信号的能力。大脑并不仅仅是思想和智能的中心，同时也是主宰着整个主动行为（如语言）和被动行为（如呼吸）运动过程的总司令部。正是由于这个原因，脑血管意外的最初症状往往是麻痹（身体局部失去知觉或功能），这正体现出神经冲动传输的中止状态。如果刚好是进行基本生理活动所不可或缺的大脑局部区域丧失了这种神经冲动，那么结果将是致命的，患者将会很快死去。但如果阻碍的是对于生命存续不那么关键的大脑区域，患者则有可能存活下来，但大多数情况下会损伤某些基本的生理功能（如咬字不清、行动障碍等）。一般说来，在遭受过脑血管意外的患者当中，四分之一的人会在发作后一年内死去（图5），即使侥幸存活下来，

---

1 儿茶酚胺是胺类化合物的统称，肾上腺素、去甲肾上腺素、多巴胺等激素均属于此类。

绝大多数都会严重残疾。

中风最初记载于 2400 年前希波克拉底的著作《卒中论》，"卒中"（apoplexie）一词源于古希腊语"遭暴击的"，用来描述这类病症所引发的死亡或突发麻痹。中风的诱因和真正性质在很长的一段时间内都不为医学界所理解，直到 17 世纪，瑞士人雅各布·韦普弗才在他 1658 年的著作《脑卒学史》中指出，中风与在脑部发生的出血现象或为大脑输血的血管发生梗阻是相关的。

脑内血液循环的中止可能是两种不同的脑血管意外事故引发的，一种是缺血性脑中风（也称为"脑梗"），另一种则是出血性脑中风。缺血性脑中风远比后者要常见，在总病例中占 80%，但其余 20% 的出血性脑中风则是致死率最高的。

脑局部缺血是由于脑血管或颈椎动脉阻塞，导致血液无法送达脑内各区域而发生的。与心肌梗塞的情况相似，这种梗阻一般是血管壁上附着的斑块脱落引致血栓凝块形成，完全堵塞血流循环的结果。血

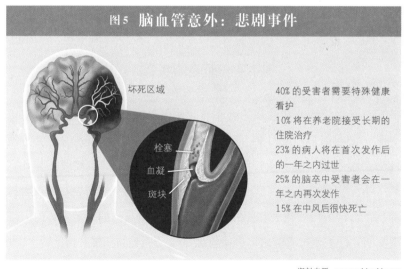

图5 脑血管意外：悲剧事件

坏死区域

栓塞
血凝
斑块

40% 的受害者需要特殊健康看护
10% 将在养老院接受长期的住院治疗
23% 的病人将在首次发作后的一年之内过世
25% 的脑卒中受害者会在一年之内再次发作
15% 在中风后很快死亡

资料来源：www.pdrhealth.com

栓凝块也可能是由身体其他部位动脉中的碎片随着血流向大脑传输过程中形成的，最终淤塞了脑血管，我们把这种情况称为脑栓塞。导致这种栓塞的最常见原因是心房纤颤，即心房过快而无规律的收缩。在这种情况下，血液就会形成血栓，随后通过循环系统进入脑血管。

至于脑出血方面，或是由于创伤后脑动脉破裂所引起，或是由于长期高血压对血管壁造成的损伤，以及嗜烟等一些不良生活习惯的次级恶化效应所引起。这种出血是悲剧性的，不仅会干扰维持脑功能运作的血流量供应，而且还会导致血液在脑组织中的释放和积累。当这种出血发生在大脑内部时（脑溢血），出血点毗邻的脑细胞会由于血液积累带来的压力突然增高而受到损伤。当这种损伤发生在维持生命功能的区域（如脑干）时，死亡可能就会即刻降临。在脑与颅骨之间的血管受到损伤的时候（比如动脉瘤破裂之类），也有脑溢血的可能（蛛网膜下腔出血），在脑室中淤积不寻常的血量，导致颅内压增高，引发电击般的剧烈头痛。大约有一半的患者在遭受了这种类型的脑血管意外后，会在血管破裂的两周之内死去，而三分之一的幸存者将需要在看护起居的协助下度过余生。

癌症：细胞的叛乱

在弗洛伊德非常悲观的著作《文明及其缺憾》（1929）中，他认为所有文明都是由两种相互对立的推进力所引领的，分别是厄洛斯（Eros，爱和欲望的冲动）以及桑纳托斯（Thanatos，自我毁灭与死亡的冲动），后者不断地自我施压以在社会中自我毁灭。若要讨论这种解释是否合理，得要花去冗长的时间，不过从组成我们人类身体的"细胞文明"的视角上看起来，毋庸置疑这是个完美的精神分析阐释。"细胞厄洛斯"可以看作是维持人类身体结构并使其协同工作的关键力量，这种平衡总是不断受到一种破坏秩序的自然冲动的威胁，这就是"细胞桑纳托斯"的力量，最终导致多种生理紊乱以及癌症的出现。

"癌症"这个名称，实际上是一个通用术语，包含了二百多种以身体细胞的生长失控为共同诱因的不同疾病。近年来癌症成为了世界多个地区的主要死亡原因，为人类带来了恐惧，这不仅因为其潜在的毁灭性，也是由于其病程发展中导致的剧烈痛苦。如果我们能够选择消灭一种致命的疾病，那么癌症很有可能会被列在名单上最靠前的位置。

死于癌症是一个漫长病程的最终结果，在这个过程中，某个特定器官细胞的遗传物质发生了变化（变异），这些细胞针对机体其他细胞的行为从而也产生了根本性的改变。正常情况下，每种细胞都是在其所在的器官之中，专业地去实现某一种特定的功能（比如说皮肤细胞的功能就与神经元细胞或是胰腺细胞有着巨大的区别），而变异则摧毁了这种分工特异性而回归到以繁衍为第一要义的无差别状态。癌来源于单克隆增殖过程——只要一个细胞积累了足够的基因异变，就可以获得这种攻击性并拥有超长寿命。这种变异过程对于其所构成的器官机体可以说是一场叛乱：运行如人体这般由数万亿个细胞组成的复杂的机体，需要所有的细胞绝对忠诚地共同维持平衡发展，每一个细胞必须无条件地忠实于其程序编码给它安排的角色。这种去异化或是专业性丧失，标志着最终癌症的形成；这些细胞撕毁与身体其他细胞的君子协定，彻底脱胎换骨，不再专注于其所负责的专业工序。功能学角度上表现异常的细胞，在形态和细胞构造上也会有显著的异常表现，而这种特异性为病理学家对癌症的诊断提供了重要依据。

尽管所有人都知道癌症是一种可能致死的疾病，但它究竟以何种方式引发死亡仍并没有被广泛地理解。人们总是将癌症看作一种需要进行"斗争"的疾病，而这种对抗的结果是由饱受煎熬的患者自身的能量水平和求生的意志决定的。虽然这种心理效应绝对不容忽视，特别是这样可以使患者更加积极地配合治疗，并更好地接受死亡不可避免的到来；但因为罹患癌症而死去，绝不能证明患者就是软弱的，毕竟这种疾病的确拥有巨大的潜在破坏力。患者能不能最终生存下去并不取决于体力或是生存的欲望，而是一整套个体因素或临床状态综合起作用的结果，其中包括：患癌之前的健康状态、总体代谢状况、会影响化疗药物应激性的基因变异状况，以及免疫系统抵抗突发感染的能力，凡此种种。

癌症可能侵袭的器官是多种多样的，其可能引发的功能失调的种类也是不胜枚举，但我们可以将导致其潜在破坏性的发生机制归为以下两个大类：

直接效应：**受影响的器官功能丧失**。细胞的专业化分工是其所在的器官实现自身功能的前提条件，在癌细胞去异化后，这种专业性的丧失长期必然会引致灾难性的后果，使该器官无法正常运行。举个例子，如果这种功能的丧失发生在肺脏，那么随着能够精确地捕捉空

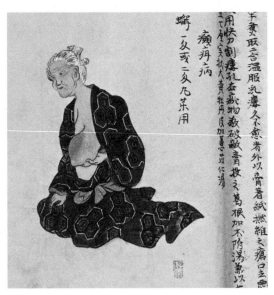

华冈青洲（Seishu Hanaoka）医生于 1804 年操作的第一例全身麻醉的乳腺癌手术（作者无名氏）

气中氧分的细胞不断地减少，血液的氧合作用水平就会急剧下降，最终达到一个无可挽回的临界点，氧的供应再不足以维持生命的基础功能。在一些病例中，癌症所带来的主要是机械性的风险，比如，位于结肠或卵巢的癌肿块会引发消化系统的塞结，并阻碍食物中关键营养成分的吸收；在某些白血病（血癌）中，天文数量的以白血球形式存在的血液会将血液黏度迅速增高到无法流动的状态；最后还有，在大脑中不断增长的癌细胞最终会压迫部分负责基础生理功能的脑区域，导致这些区域的功能丧失，死亡也就由此到来。

我们身体强悍的适应能力，使得我们经常能成功地在癌细胞存在的同时仍然维持那些关键维生功能。正是这个原因，癌症才可能在不为人知的角落中潜伏演进很多年，并不引发任何特殊的症状。比如一个脑肿瘤或是肾肿瘤，可以发展到一个触目惊心的规模，才影响到这些器官的主要功能。然而，当癌症发展到了一定的阶段，癌肿块的体积变得过大以至于无法继续掩藏，该病症的初步物理症状（扪及肿块、出血）和代谢症状（食欲不振、消瘦）就开始得以显现出来。有一些迅猛发展的癌症（如脑癌、肾癌、肝癌、卵巢癌或是胰腺癌）根本不给患者留下什么抗争的机会，因为在有首个临床症状显现的那一刻，癌肿块已经生长到一个非常晚期的阶段了。

间接效应：癌症成为一种全身系统性疾病。尽管在肿瘤原发的器官中形成的恶性癌肿块不断增大是一种极度险恶的现象，但这还并不是癌症致死的最主要机制。在绝大多数病例中，癌症要攫取足够的实力以便操控决定生死的生理功能并引发死亡，必须得要在身体的不同区域都形成癌细胞。

癌细胞以转移的方式在不同器官间扩散，是造成 90% 癌症诱发死亡案例的罪魁祸首。这种状况应该归因于癌症在人体内"帝国主义"式扩张的欲望，也就是说一部分扮演"开拓者"角色的肿瘤细胞，在

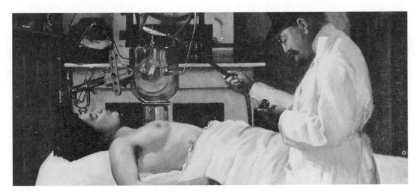

乔治·奇高托：奇高托医生将 X 射线应用于治疗癌症的首次尝试（局部）

大部分时间中都在寻求"殖民"于其他区域，以弥补其局部区域营养来源的短缺。这种帝国主义目标显然需要有特殊的武器来协助实现。正如同英格兰通过大不列颠海军的坚船利炮得以跨越重洋向新大陆移民，癌细胞也创造出了某些武器，以便能够脱离它们固有的领地，扎根于身体的其他部分。实现这种扩张的核心工具之一就是蛋白酶，这种货真价实的"分子剪刀"会溶掉肿瘤周遭的一切组织，使癌肿瘤细胞得以探索整个身体，以寻找定居点建立"全新殖民地"。

虽然首选转移到哪个器官取决于肿瘤原发的位置，但最常见的"殖民区域"总是集中在肺脏、肝脏、大脑以及骨骼。例如，结肠癌有一种向肝脏转移定居的强烈倾向（四分之一的患者在确诊时即已出现肝转移），癌细胞逐渐侵蚀这个重要的维持生命的器官，直至其功能受到危害；正是由于这个原因，结肠癌的患者通常的致死原因往往是肝功能衰竭。当原生肿瘤侵蚀的功能对于维持生命并非不可或缺时，那么转移所造成的致命影响就会显得尤其突兀。最好的例子要属乳腺癌的情况，这种癌症的潜行杀手并不来自于乳腺增生的失控（这对于女性的生物学存在没有任何的关键意义），而是这些细胞在器官之间的扩散。

除了有能力形成转移效应，这些癌细胞还会在机体内引发多种全身系统性效应，它们协同合作，深入地干扰着身体的运行，将患者的生命置于危险境地。举个例子来说，很大比例的患癌人口会由于急性肾功能衰竭而离世，这种病症的特点是肾脏进行血液过滤的速度突然发生了急剧下降。用于治疗癌症（特别是血液癌症）的一些化疗药物也可能会引起肾衰竭。不管是在哪种情况下，如果没有及早发现，这种肾功能衰竭必然成为一次灾难性的事故，不可避免地导致死亡。

凝血问题是与癌肿块的形成相关的另一种重大的附带伤害。最初由法国医生阿尔芒·陶瑟（Armand Trousseau，1801—1867）提出，他观察到患胃癌的病人（包括医生自己）往往更容易出现血栓性静脉炎，这是因为在癌细胞表面有数量异常之多的可引发凝血级联反应的蛋白质出现，这样，患者就比常人拥有更明显的血管栓结倾向；而当血栓游离至心脏或肺脏时，栓塞的风险就大大增加了。时至今日，这早已不再是个简单的猜测，凝血问题已经成为现实中癌症致死的重要原因之一。大约有七分之一的病人会由于肺栓塞所引起的复杂并发症而死去。

全速生长的癌肿块同样严重影响着人体能量储备的管理。当其发展到一定规模后，肿瘤细胞与其他器官组织会展开直接的竞争，抢夺对细胞生长必需的营养物质。癌细胞会分泌出可以加速破坏脂肪和肌肉组织的分子，来调节其宿主的能量储备，这就使得患者出现食欲不振、体重锐减以及肌肉萎缩。这种消瘦症状会带来严重的体质虚弱（被称为"恶质消瘦症"）；看着患者在病痛的压力下逐日消瘦下去，对于患者及其亲属来说都是毁灭性的打击。当癌症已经发展到系统性影响整个身体的阶段，就如同一种可怕的寄生虫，完全掌握了机体的控制权，将所有正常维持生命的功能都变成为癌细胞自身利益服务。肌肉变得十分脆弱，只能苦苦支撑着完成呼吸的功能；基本要素的新陈代谢完全失控，很难维持细胞功能；对于进击的微生物的防御越来越艰难：此生已是命悬一线。在这种极端虚弱的状态下，偶发性感染也会发生。尽管个体的生理抗性有着一定的区别，死亡都会在很短的时期内降临。

阿茨海默症

虽然与阿茨海默症（老年痴呆症）这类的神经退行性疾病所相关的死亡率远远小于心血管意外和癌症，但这种疾病依然令人恐惧，因为它有能力打击我们内心最深之处：我们的人格。没有任何自然死亡像阿茨海默症导致的死亡一样具有人类专属的特色了：对于这个我们所认识的人，死亡早在几年前就已来临，身体机能的停止只是对其进行追加确认。

德国精神病学家路易斯·阿茨海默（Lois Alzheimer）1906 年最早提出了这种疾病，早期是相对良性的：患者普遍丧失了短期的部分记忆，并在完成一些简单的日常事务时出现不寻常的困难。但随着病程的进展，它会触及到大脑中负责语言、情感和抽象推理能力的区域，从而引发对于病人的个性的重大破坏，使其越来越疏离于外部环境。

这种与日常生活的脱离并不简单是一种与神经递质的异常相对水平相关的痴呆症。阿茨海默症是一种真正的神经退行性疾病，在其病程中，由于神经元纤维缠结以及淀粉样蛋白斑（老年斑，即某些蛋白质在细胞内外聚集后发生的沉淀）的长期缓慢堆积，神经元细胞被完全破坏；于是组成大脑物质的完整性就受到了破坏（图 6）。这些沉积物的存在对神经细胞有着灾难性的影响，或是通过增加其对于氧化应激如炎症的易损性，或是直接引发对细胞的破坏。在病程的初期，

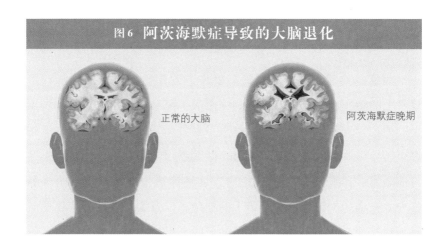

图6 阿茨海默症导致的大脑退化

正常的大脑　　阿茨海默症晚期

这些聚积主要发生在与记忆和情绪有关的大脑区域中（海马体和杏仁体），这也解释了为什么失忆是这种疾病最早期的症状之一。随后，病变波及到其所关联的区域，使得其他认知功能（逻辑推理、视觉辨识、社会交往能力等）逐渐受到破坏。

神经元退行病程的不断发展不仅会导致病患丧失认知能力，同时还会丧失受大脑支配的多种重要生命功能。例如，在阿茨海默症的晚期，呼吸和吞咽的协调能力会受到很大的影响，往往会导致病人将摄入的食物或液体误吸入肺脏。在呼吸系统内若异常地出现食物的存在，就会为细菌的生长提供额外的给养，并发展成一个攻击肺脏的感染源。这种吸入性肺炎在患者晚期是最为常见的死亡原因。不过，在这些身体机能的退化之外，阿茨海默症之所以令人恐惧，毋庸置疑是由于其会导致人格特征的死亡。

大脑的器质性退化对应着患者的爱与被爱能力，他的过往、人生经历以及人格个性的消亡，也证明了脑组织对于定义"独立个体"的重要意义。当人死去时，这些曾经的大脑活动所塑造成的人格存在也就大半随之而逝了。

安乐死

在某些重症（特别是癌症）发作的晚期阶段，病痛施加在患者身上的负担越来越重，会感到完全失去痊愈的希望。面对步步紧逼的死亡，人们将不再执着于挽救患者生命，而更多的是依靠"姑息性治疗"（词源为拉丁语 pallium，意为"守护与抚慰的"）来尽可能地减少病危期间的痛苦折磨。这种疗法主要包括使用吗啡等强力的止痛药来缓解患者身体上的痛楚，以及为患者及其家属提供心理和精神上的支持，这种做法的目的是尽可能地改善人的生活质量，使生命得以自然的终结，不加速也不延迟它的到来。然而有些人不希望继续在这种条件下生存，认为这些所谓生命的最后时刻是丧失独立性和生活质量的表现，也是对其尊严的损害。这些身患绝症的病人要求行使自主决定结束他们所受痛苦折磨的权力。与之相对，有些人则建议就让生命顺其自然地延续发展，通过优化姑息治疗干预，采取一切手段最大限度地消除痛苦。患者要求掌握生命最后时刻的意愿，引发了道德、伦理以及法律方面的争议，这在目前成为了推行安乐死的最大困难。

安乐死（来源于希腊语"euthanatos"，意为"美好的死亡"）可以被定义为：以结束身患绝症者所受的折磨或痛楚为目的的引发患者死亡的行为。在古希腊和罗马时期这是

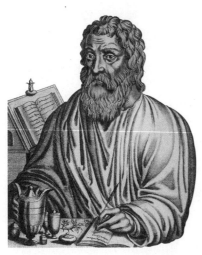

希波克拉底（公元前 460− 前 377）绘像。希腊医师希波克拉底被誉为"现代医学之父"

种很常见的做法——身处剧烈痛苦之中的病患主动寻求自杀，手段则通常是用医生提供的毒药自鸩。尽管这种做法获得了苏格拉底、柏拉图以及塞内卡等哲学家的认同，但现代医学之父希波克拉底则坚决反对。他的这种立场在西方医学传统中逐渐占了上风，直到今日，仍在以他名字命名的医师誓言中明确地得以陈述："我永远不会故意地引致死亡。"这种反对态度被多种在同一时期发展起来的宗教运动所吸收，宗教认为生命是神迹的具体表现，是赐给人类的一件恩惠，而不是一种私人认为可以自由处置的物产。

但绝症病人承受剧烈痛苦的残酷现实总是会激发人类的同情之心，并驱使很多人开始呼吁以安详的死亡来终结这些痛苦的煎熬。

目前围绕着安乐死展开的复杂争论来自于很多不同思潮共同作用的影响，是由三种人类最高贵的特性之间的冲突导致的真正道德悖论，这三种特性是救死扶伤的愿望、对生命独特性的承认和同情心。

目前只有荷兰、比利时、卢森堡允许在罹患不治之症的病患中启动安乐死，但在任何一种情况下都必须经过严格监管的法定流程才能施行。若现实中有病人提出实施安乐死的要求，医师必须确证其痛楚是难以承受的，病人所得的病症是无法治愈的，且其要求终结生命

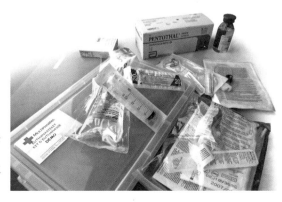

2005 年 4 月始，比利时法律允许实施驻家安乐死；图为医生所使用的安乐死套装药箱

的愿望是明确不会引发歧义的。同时必须咨询至少一名第三方医师提供独立裁定意见。由于患者有时无法表达自己的意愿，当身患不治之症，处于昏迷状态且现有状态无法逆转的情况下，法律授权任何人可代其以书面形式呈交病人希望实施安乐死的意愿。

若对于安乐死的请示符合法律规定，则引致死亡的方式往往始于向病人静脉注射硫喷妥钠镇静剂。一旦病人处于深度昏迷状态，则注入一种强大的肌肉松弛剂，泮库溴铵，中止其呼吸运动以致其死亡。在荷兰，有 6% ～ 10% 的身患绝症的病人选择通过这种方式死去。

有必要对于安乐死和辅助自杀加以区别：后者的做法虽然由医生处方开出了致命药物，甚至会对病人提供有关用药过程的建议，但最终给足致命剂量是患者本人自主操作的结果，实施过程无医疗协助。

辅助自杀在瑞士以及美国西部的俄勒冈、华盛顿以及蒙大拿三州都是合法的，尽管在美国这三州的法律中均明确禁止了任何形式的安乐死。与在比利时和荷兰实施安乐死一样，辅助自杀的实施程序也是受到严格监管的。例如在俄勒冈州，申请处方致命药品的患者必须是年满 18 周岁，身患不治之症，仅剩余六个月以下生命，拥有清晰的表达能力且对医师明确申明其希望终结生命的决定。医师则可以开具致命剂量的戊巴比妥钠或司可巴比妥钠，这两种巴比妥类药物是强有力的中枢神经系统抑制剂。口服其中一种药物并被机体吸收后数分钟，患者将陷入深度昏迷的状态，随后带来的呼吸功能麻痹一般在 30 分钟内即可导致死亡。1988 年以来，在俄勒冈州每年约有 40 名患者采用辅助自杀的方式死亡。

伦理问题

就安乐死或是辅助自杀的问题是很难达成共识的，因为对于生

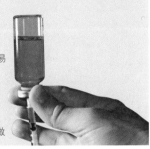

图7 针对安乐死的讨论：支持和反对意见

支持意见
- 病人的自由选择
- 生命的质量和尊严
- 反对忍受屈辱的人生
- 患者自身以及家庭的负担
- 对于在苦痛中挣扎的生命的同情
- 有关人员的绝望

反对意见
- 安乐死的非法现状
- 希波克拉底的医师誓言
- 如没有监管框架，很容易被滥用
- 对于信徒：
  生命的神圣维度
  苦难煎熬的超验作用
  生死的选择只有神才能做

根据 2006 年《癌症研究》第 24 期：621—629

命最后时刻我们所拥有的自由裁断权限，不同人之间观点是不尽一致的。关于安乐死的辩论已是历史久远，但有趣的是，无论是捍卫还是谴责这种做法，双方的论据在几百年中基本上都没有产生过什么变化（图 7）。

对于支持者来说，选择以何种方式度过生命的最后一刻是一项基本人权，任何不想接受生活品质恶化、不想带给亲属负担而希望结束自身生命的人，都应该有权向医师寻求积极（安乐死）或消极（辅助自杀）的援助。相对地，安乐死的反对者们则认为无论在任何一种背景下，这都是一种谋杀行为，因为它侵害了我们的基本生存权利。在一些宗教中，神是万物的绝对主宰，人类不可以反对其意志。在这种情况下，在生命的最后时刻所经受的痛苦并不被看作是一种绝对负面的因素，而被解读成一个重要的试炼过程，我们可以从中反思生命的意义，获得灵魂和肉体的和谐自在。

在宗教与国家权力密不可分且无处不在的社会形态中，关于安乐死和辅助自杀的问题更容易得到解决，因为对生命的神圣属性的考虑处于主宰性地位。而在世俗社会中，情况就要复杂得多：尽管宗教是

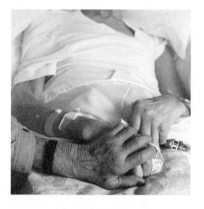

私人领域的问题，并与国家政治分离，但其在立法过程中仍往往扮演着强大的主导角色，且在当代的道德和法制价值观方面均施加着决定性的影响。出于这个原因，尽管不论其民族传统、国籍、性取向或宗教信仰，公民自主行为的自由都是被承认的，但在大多数国家中，这种自由并不包括在罹患不治之症的情况下寻求医疗介入来结束生命。例如在加拿大，安乐死违反了《加拿大权利和自由宪章》第七条的法律规定，法律认为生命权利优先于任何意图缩短生命期间的医疗程序，即使在没有任何治疗手段可以挽救患者生命的情况下也是如此。

安乐死和辅助自杀是两个严肃的伦理问题，需要对之进行慎重的思考。如何管理人口的老龄化带给我们的艰难长路？如何裁定关于痛苦的意义和臆想之间的法律难题？如何在保护处于最不利地位的人们的同时，尊重作为先进社会基石的个人自由权力？

第六章

疫病感染

Mourir d'infections

> 先生们，微生物才是我们这世界上最后的
> 主宰。
>
> ——路易·巴斯德（1822～1895）

在希腊神话中有一个非常有名的故事：被好奇心吞噬的潘多拉，无视宙斯的禁令，打开了与厄庇墨透斯结婚时收到的礼物——一个封印的盒子。意料不到的是，里面随即逃出了人类所具有的一切弊病，包括衰老、病痛、战争、饥馑、悲哀、疯狂、恶意、欺骗以及冲动，这些瘟神们迅速分散到了世界各地，为凡人们带去痛苦和折磨。潘多拉慌得手足无措，急忙盖上盖子，但不幸为时已晚：只有"希望"还在盒子最底下没有出去。

史诗化的隐喻意图将日常生活中的种种考验解释成人类的软弱和超自然力量的结果，这个传说见证了人类在面对生存于其中的世界所带来的悲剧事件时的不安。

从神秘的潘多拉盒子中解放出来的那些瘟

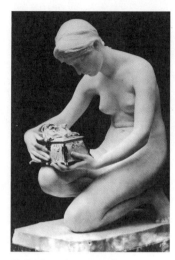

希腊雕像：潘多拉和她的盒子

神中，疾病，特别是传染性疾病，无疑是人类文明所不得不面对的主要考验。鼠疫、天花、梅毒、肺结核、麻疹、疟疾、霍乱、流感、艾滋病以及其他成百上千种由细菌、病毒和寄生虫所引起的疾病，在整个人类历史上留下了折磨、衰败以及恐怖的痕迹，收割了数不胜数的年轻生命，对人类甚至整个文明进行了惨厉的屠杀（见111页文框）。

直到今日，一谈到传染病，我们心中立即涌现出近乎于本能的恐惧，这种恐惧根源于数千年一代一代流传下来的古老知识中提及的灾变事故，以及人们无力阻止同类接连不断的死亡时感到的绝望。很长一段时间里，人们都将这种疾病看作是全知全能的神降下的一种惩罚，以此对有罪或是拒绝服从的人类表示不满。这种神的参与，对我们完全难以理解的现象提供了一种解释。事实上，一个健康充满活力的人，这么快就开始发热病倒，遭受形态骇人的皮疹煎熬，或是受到掏空了五脏六腑似的痛苦，并在随后的几天里突然死去，这将如何解释呢？

我们可以理解这种不安，即使时至今日，我们已经详细了解了造成这些闪电式死亡的微生物菌剂，但突然爆发的传染性疾病仍然是最能够即时捕获公众想象力的医疗事件，仅在21世纪的第一个十年，SARS（非典型性肺炎）、H5N1禽流感和H1N1流感，引起了公众和媒体非同寻常的关注，实际上这些疾病造成的真实死亡人数相对较少，与这种关注程度非常不成比例。

不过，除去那些挤满新闻头条的特殊情况（主要是因为这些疾病

病毒的出征

在阿兹特克和印加帝国的覆亡中，西班牙征服者带来的传染病发挥了主导作用。事实上，尽管西班牙征服者在军事方面占有优势，但如果他们没有带来这样可怕的武器，他们是不可能那么迅速地征服整个阿兹特克的，这种武器就是天花。欧洲人在长达几个世纪与此病毒的接触中已经获得了一定的免疫力，但那些美洲土著人则从没见识过这种传染病的病毒（重症天花病毒）的厉害。不到一个世纪的时间里，人类世界中爆发了不少于 19 场瘟疫。例如，当时在墨西哥的一个山谷中曾有 120 万人口，而一个世纪以后的 1650 年，已经只剩下不到 7 万人。这种大规模的死亡在钟楼堡战役（Fort Carillon）中激发了英格兰将军杰弗里·阿姆赫斯特的灵感。为了防止美洲印第安人支援法国人保卫要塞，阿姆赫斯特给了他们带有天花病毒的毛毯。于是一场瘟疫发生，使得原住民的人口锐减，并让阿姆赫斯特占领了要塞。

电子显微镜下的天花病毒（左）以及被天花感染的儿童（右）

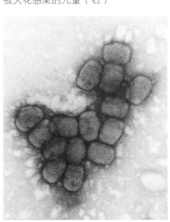
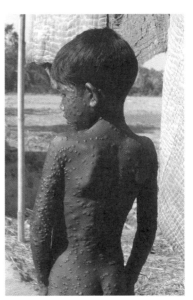

威胁到了发达工业化国家的人)以外,对于传染病的恐惧是非常有道理的,因为这些疾病在今时今日对地球大部分地区的居民来说都构成了极大的威胁。根据世界卫生组织的统计,在全球范围内,由病毒、细菌或寄生虫所引起的疾病,每年都会造成 1400 万人口的死亡,占全部死亡人数的近 20%。除了艾滋病、结核病和疟疾(单是这三种疾病就占去死亡人数的一半以上)以外,列在这类病症类别中的还包括与腹泻相关的多种疾病,几种严重的热带寄生虫疾病(瘴毒、锥虫病等),以及类流感式疾病,这些病症每年造成约 50 万人死亡。我们还不应该忘记,有近 15% 的几乎无法治愈的癌症最初是由细菌和病毒所引起的,这些病症在世界某些地区已经成为人口死亡的最主要原因。本章开头引述的巴斯德的那段悲观声明,或许并非那么远离现实:微生物的确构成了人类物种的致命天敌,且实在是具有巨大毁灭力量的杀手。

微生物的帝国

微生物这个名词,其字面意思就是"小生命",囊括了所有肉眼看不见的生命体,可能是源自细菌、病毒或是寄生虫中的任意一种。

图1 稀少的人类

生命体名称	个体数目
病毒	10 000 000 000 000 000 000 000 000 000 000
细菌	1 000 000 000 000 000 000 000 000 000 000
昆虫	10 000 000 000 000 000 000
人类	6 700 000 000

细菌老祖

一滴海水中包含着 1000 万个病毒微粒，花园的一克土壤中可以掩盖 10 亿的细菌。微生物的世界本身就是一个自为的宇宙系统，这个宇宙是如此的复杂，似乎是在用自其创生之日起 35 亿年的光阴来进行自我分化，并四处殖民占领地球的每一个犄角旮旯。比如，人们在一些极端的生存条件下发现了仍存活着的上古细菌：嗜酸热硫化叶菌，发现它时，环境是 85℃的高温环境，而且处于酸性环境中；极端嗜盐古生菌则出现在过度咸涩的海水中，这种微生物同时也是死海得以

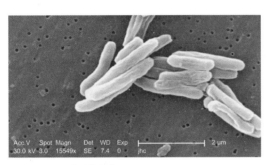

电子显微镜下的结核杆菌

显现玫瑰红色的原因；另外还有产甲烷菌，来源于格陵兰岛取回的冰块样本，它在深度 3 公里以上的海区内仍可以保持活跃。非常走运的是，绝大多数这类微生物对于人体还是秋毫不犯的。

虽然微生物是出现在原始汤中的第一批物种之一，35 亿年前已经出现，但直到 17 世纪显微镜得到应用发展以后，它们的存在才被公诸于世。尽管一直碌碌无名，但我们现在可以了解到，这些微生物无论是从数量上还是种类上来说都远远丰富于其他任何物种，可以归纳为几千种不同的类别（图 1）。

其中绝大多数的微生物对于我们是完全无害的，但有一些则是相当的危险，这些疾病在人类历史的长河中，造成了无数死亡，以至于今时今日我们仍然无法淡忘。

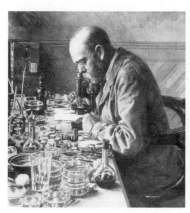
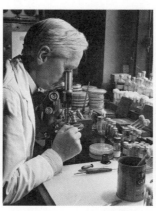
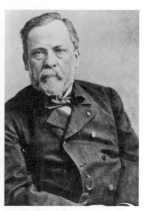

罗伯特·科赫发现了结核病和霍乱杆菌，他在1905年被授予诺贝尔医学奖

亚历山大·弗莱明爵士于1928年发现了青霉素，这种抗生素已经彻底变革了治疗细菌性感染的处理方法

法国科学家路易·巴斯德对于疫苗的研究是医学史上一次重大突破

　　顾名思义，传染病的发生要求人际之间的传播，因此它们出现在人类历史中相对来说比较近世的时期，特别是人类在固定的社群中定居下来，人口密度有所提高的时期。对旧石器时代游牧的猎人——采集者（穴居人）的骨骼进行分析的结果显示，这一部分人往往能够幸免于难，不会患上传染病。但是伴随着新石器时期的革命性进步，人口显著增加，与此同时恰恰遇到了严重病毒性（疟疾、结核病、脊髓灰质炎、麻疹、风疹、天花、流感和瘟疫等）疾病的强烈爆发。社区中逐渐加大的人口密度会促进这些疾病的传播，集中存放的粮食吸引着各种啮齿动物，于是它们作为传递病毒的载体得隙而入。更不用提当时的卫生状况，特别是在中世纪时期，简直就是为多种致命的传染性疫病创造了最理想的传播环境（见115页文框）。

显微镜下的谋杀案

　　肉眼甚至无法看到的那些微生物，如何能在几天甚至几小时之

卫生问题与疾病

　　"卫生"最初来源于希腊语中的"Hygie"，那是希腊神话中负责健康和洁净的女神祇的名字。她是医神阿斯克勒庇俄斯的女儿，被视为强大的女神，在维持人体健康的过程中发挥着至关重要的作用。从卫生在预防传染病方面的核心地位来看，对于她的崇拜是完全合理的。很多古典文明（如埃及、希腊、中国、罗马帝国等）对于卫生以及城市清洁问题都表现出了普遍关注，但中世纪则可称为卫生条件恶劣的代表时期了。尽管当时的人们可以通过很多公共浴池来保持一个相对体面的卫生标准，但"垃圾处理"的问题简直就是一场灾难。在城市里，马桶可以直接从窗户泼洒在马路上，各种动物都可以在街上大摇大摆地行走，四处排泄。尽管的确有人会好心喊上一句："注意洒水"或"下面留神"，但若想在散步的过程中保持衣衫整洁简直就是天方夜谭……

　　尽管所有欧洲城市都同样弥漫着一股恶臭，巴黎城所面临的悲惨环境仍然是其中受到最多浓墨重彩描绘的：没有下水道，泥泞的街道上满是污秽，特别是在屠宰场和肉铺的近旁，被宰杀动物的粪便、血和内脏都摊在地上或是排水沟中。尽管皇室发布了诸多法令，采取强制措施，要求整治这种有害健康的环境，但直到19世纪后半期由奥斯曼男爵主持的大规模整修后，这些努力才最终获得成功。

　　恶劣的卫生条件使疫病不断蔓延，不仅是有机垃圾的存在导致了病原体微生物（例如霍乱杆菌）数量的剧增和扩散传播，同时使一些疫病的载体（如传播鼠疫的老鼠）获得了丰富的食物。抛开医学方面所有的突破性发现之外，整个20世纪，传染性疾病爆发次数降低的主要原因，仍然就是简简单单地把卫生环境改善了而已。

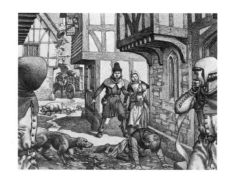

鼠疫

　　一粒细菌，一只硕鼠，一个跳蚤，一个人：人类今天对于传染性疾病的恐惧，很大程度上来自于基督纪年最初的两个千年间重创欧亚大陆的鼠疫留下的恐怖创伤。我们最为熟知的瘟疫是"黑死病"，1347—1351年爆发于克里米亚半岛（黑海）的卡发小城，几乎席卷整个欧洲大陆，留下2500万具尸体。很多记载都见证了这场疫病所造成的无尽荒凉景象：

　　……从三月到转年的七月，成千上万的人类生灵在佛罗伦萨的城墙之间彻底地丧失了生命，或是由于鼠疫的淫威，或是出于畏惧而草草治疗或放弃治疗……那些勇武的男人，那些美丽的夫人，那些花样的少年，那些无论是盖伦、希波克拉底还是阿斯克勒庇俄斯本人若在世都会认可的健康身躯——他们早上还在和父母、伴侣、朋友用早餐，而到了夜晚降临的时候，已在另一个世界与先人们在一起用夜宵了。(Boccaccio, Le Décaméron, 1348—1353)

　　医生们面对的是一场极端残忍无情的恶行，他们几乎完全束手无策，乃至有时为了履行其职责不得不求助于令人大跌眼镜的手段（见107页文框《瘟疫斗士》）。这种"大规模死亡"削弱了欧陆文明，并在许多方面改变了历史的走向。

　　鼠疫是由一种称为鼠疫杆菌的细菌引起的，这是一种自然状态下在啮齿动物中传播并以跳蚤为传播载体的耶尔森氏菌，传染机制非常复杂而精妙。这种细菌通过在跳蚤的消化系统中不断生长繁殖，逐渐阻塞它的食道，并妨碍其正常摄取养分。饥饿使跳蚤不断地叮咬所有能够找到的啮齿动物，但仍不能解决其问题，因为每次吸入的血液都被卡在了细菌在胃腔入口处形成的"塞子"处。它们只能将不能消化的血液吐在叮咬的伤口上，也就是将这种细菌传播到它的宿主身上。随着跳蚤的饥饿越来越甚，它不断地从一只老鼠跳到另一只老鼠身上，虽然始终还是无法正常地进食，但无论如何也已经将细菌传播到了无数新宿主身上。

　　人类出现在鼠疫的传播链条中只是一个偶然现象，而且只有在与鼠类居住场所距离过近、卫生条件差的情况下，才会被卷进细菌的繁殖周期。当携菌跳蚤叮咬了人类，细菌表面上的一组蛋白质绕过了免疫系统的应激反应，从而向淋巴结方向迁移。于是细菌以令人目眩的速度繁殖倍增，从而在淋巴结处形成肿胀（腹股沟淋巴结炎），造成剧痛，其规模有的会接近一只小苹果的大小。随后，腹股沟淋巴结炎菌通过循环系统传播到各个器官，在免疫系统的抗炎症小分队中引发一场十足的备战器乱，这时的症状是全身不适，以及超过 40℃ 的高烧。很短的时间内，血液中的细菌会导致小血管内形成血液凝块，阻碍血液在器官之间流动，也有可能出现心血管性虚脱，也就是说血压的急速下降。在大多数情况下（约占 70% 的受感染人群），病人一般在初步症状出现之后的 3—5 天内死亡，死因是由于感染转移到肝、脾、脑膜和肺脏。如普罗科匹厄斯在 543 年查士丁尼大瘟疫袭击君士坦丁堡期间所注意到的，有些感染了鼠疫的人会"呕血而死"。这种肺鼠疫是非常危险的，因为他可以通过个体之间进行传播，而不依赖于跳蚤之类的媒介。在一个很短的潜伏期（从几个小时到两天）之后，坏死性或出血性肺炎等病变会突然爆发，同时伴有 40℃ 以上高烧、带菌性咳嗽、咳血、呼吸窘迫，以及身体整体状况的深度恶化。病程发展得会十分迅速，随着肺部病灶的扩散，神经系统症状（精神错乱或意志涣散）、皮下出血，以及心血管性虚脱接连出现，引致迅速死亡。

瘟疫斗士

发明了这样一身古怪制服的人是查尔斯·德洛姆（Charles de Lorme，1584—1678），路易十三的第一位御用医师。通常是白色的面具上塑出一个长 16 厘米的喙状鼻罩，里面塞满了药草、香料和香氛，以便用来净化空气，以及（更重要的！）用来掩盖病员和尸体散发出来的可怕的恶臭。在全皮并打蜡的大衣外套下，通常会穿着靴子，与靴子一体的皮裤，以及一件紧身衬衫，还要把下摆扎在裤腰

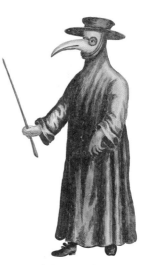

"瘟疫斗士"的全副武装

里面。再加上黑圆框眼镜和皮帽就是完整的一套披挂，看上去实在有一种超现实主义的即视感。这些带着类似狂欢节威尼斯面具，穿着如此诡异的人们徘徊于罹患鼠疫的濒死者和成堆的尸体之间，用长棍触诊那些疼得呼天抢地的病人的伤口，这种场景凭空给已经被疫病营造出的充满大劫难的气氛又添了一层阴森的感觉。

霍乱

虽然没有像鼠疫那么大的杀伤力，霍乱仍然是一种能够以最快的速度令人致死的疾病：在最严重的情况下，可以在几小时之内剥夺一个完全健壮的人的生命。对于霍乱的最早记载是古代印度的医学论著《妙文本集》，书中称之为"必速祁卡疹"（肠性绝症），长久以来霍乱在这个区域就广泛流行。这种疾病的传染病原体叫做霍乱弧菌，是一种在被倾倒废弃物而污染的水环境中生长特别迅猛的杆状细菌。这种细菌的特殊功能是产生极为致命的毒素，可以穿透肠壁，使参与吸收钠元素的关键蛋白质丧失活性。这种灭活现象的后果极其严重，会导致腹泻并引起身体水分的大量丧失，每天可脱水达 10 ~ 12 升甚至更多。这种大规模的体液流失会导致低血容量性休克，也就是说，体内液体的含量不再足以维持血液循环。在脱水症状的晚期阶段，病人变得面容苍白，四肢青紫甚至发黑，这就是由于血氧不足而引起的发绀现象——这一点还造成了另一个影响，就

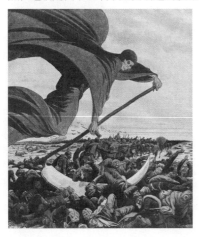

是法国在遭受了 1832 年的大霍乱疫情的震撼之后，形成了一个惯用的表达方式："吓得发青"（即吓坏了）。霍乱是一种吓人的疾病，这种恐怖的感觉直到病患死去之后有时还会持续：在很多病例中，由于尸体的极度脱水，经常会发生肌肉惊跳，使死者的四肢发生收缩和摆动。这种特征也就带来了另外一种民俗故事，那就是有时我们埋葬的并不是死者，而是活人。

内就打倒一个健康的人呢？不同的微生物引起的流行疾病种类不胜枚举，我们无法详述这些微生物导致死亡的所有方法。然而，其中的一些特例由于具有毁灭性的力量而成为了人类历史上最大的杀手，特别能够激发想象力。历史上，鼠疫和霍乱可能是造成传染病肆虐的最好例子了（见116～118页文框）。时至今日，发达工业国家居民们面临的最大的威胁则来自于流感和艾滋病毒。

来自寒冷的病毒

"流感"（Influenza）这个英文字眼很有可能来源于"寒气的影响"（influenza di freddo），这是意大利在18世纪时的一种表达方式，用以描述在寒冷时节这种传染病的发病率之高。我们现在知道冬季是流感发作的有利时机，因为引发流感的病毒在冬季标志性的低温和低湿度的情况下更加容易传播。不同于普通的感冒（鼻腔病毒性的）病毒更多是通过手触摸到眼睛、鼻子和口腔得以传播，流感病毒的主要传播途径则是咳嗽和打喷嚏：简单的一声咳嗽就可能会产生10万余个悬浮颗粒，而在喷嚏过后这个数字就会达到200万个。当我们知道大约仅仅10个病毒微粒即可以传染一名宿主的时候，自然就可以理解为什么当患了流感的时候，要想咳嗽时一定得先用肘弯蒙住口鼻了。

流感的大家族包括三种类型的病毒："A型"、"B型"、"C型"，其中A型是比其他两种更加危险的一类。虽然这种病毒在自然界

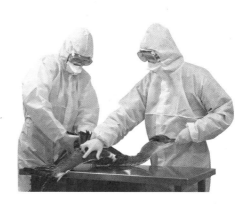

中另有很多的变种（在猪、马、狗以及其他许多温血脊椎动物中存在），但禽鸟类是流感病毒最主要的天然培养皿，已经可以确定它会感染不下90种各类禽鸟。与大多数的传染病类似，或许自一万年前人类刚刚开始开垦土地并豢养疑似携带病毒的家畜之日起，流感病毒就已经开始传染到人类了。

和所有的病毒一样，流感病毒不可以被视作一种活的有机体，因为它无法进行自我复制，必须要借助于宿主细胞来完成这个过程。这种外部依赖性来自于病毒行动模式的专有特点："自觉简化性"，它们只会保留对于种族发展壮大所严格必需的组成结构。对于流感病毒来说，这种最简生存条件被归总在仅仅11条基因（相比较之下，人类则拥有25000条基因）之中，它们共同协助病毒渗入呼吸系统的外层细胞中，放大其基因，将这些宿体细胞的正常机能转为己用，并由此得以生长出新的病毒。

在流感病毒的复制中，血凝素（H）和神经氨酸酶（N）这两种病毒蛋白起着至关重要的作用。而A型流感病毒的多样性也主要是来自于这两类蛋白质中其一或成对的变化，这种不同的变化被用于描述作用于一类特定人群的一种病毒株。例如，当我们提及H1N1病毒

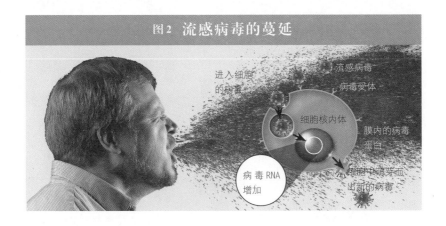

图2 流感病毒的蔓延

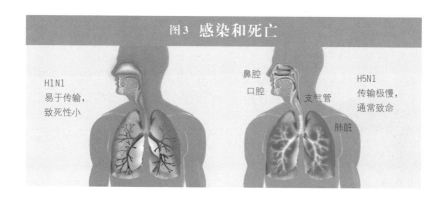

图3　感染和死亡

H1N1
易于传输，
致死性小

鼻腔
口腔
支气管
肺脏

H5N1
传输极慢，
通常致命

株时，这就表示这种病毒同时拥有一对 1 型血凝素和 1 型神经氨酸酶的组合，而若提到 H5N1 病毒株，该病毒则拥有 5 型血凝素。时至今日，共有 15 种血凝素和 9 种神经氨酸酶的组合得到了确认登记，这些变种主要都是在鸟类中发现的。

这两种蛋白质在流感病毒的致病机理上也起着核心作用。为使病毒能够对细胞进行感染，血凝素必须与位于细胞表面的受体相互作用，以便使病毒得以侵入并将其遗传物质传送到每个细胞的细胞核中（图 2）。血凝素和受体相互作用的方式，决定了可以被传染的生物物种、传染能力强弱以及导致的感染严重程度。例如，H1N1 病毒株是具有高度传染性的，因为这种病毒拥有易与上呼吸道（鼻、口、咽喉）细胞的受体相作用的血凝素，因而当新的病毒形成后非常容易通过咳嗽或打喷嚏被驱逐出体外并感染附近的一个新的宿主。

与此相对的，有些禽流感病毒株拥有的 5 型血凝素（H5N1）并不能传播给人类，因为它们只能与体内位于更深层次的肺脏细胞受体进行结合，因而生成的新病毒很难从机体中逃离（图 3）。尽管其传染性较低，当前在世界的一些地区，H5N1 的病毒株表现出一种潜伏状态，可以传播给与受感染的禽类有过直接接触的人类。这种禽流感会引起

全球流感

上个世纪中，每一次的流感疫情的爆发，都是由于突然在动物种群（禽鸟或猪）中出现了新的 A 型流感病毒的变种，随后传播给了人类（图 4）。

1918 年 –1920 年：H1N1

西班牙流感（其命名是由于：西班牙没有参与第一次世界大战，也没有故意隐瞒致人口大量死亡的疾病，同时是第一例通过官方通报的案例）传染了世界近三分之一的人口，导致 2000 万 ~ 1 亿人死亡。这次流行病很有可能是由于一种禽流感病毒株（H1N1）的变异使得病毒感染人类，同时还有一些基因也发生了突变，大大地增加了其毒性。然而该病毒株的作用并不仅限于 1918 年的大型流感，因为所有后续而来的流行型感冒都是由于从 H1N1 病毒株中衍生出的新型株而导致的。

1957 年 –1958 年：H2N2

此次亚洲禽流感的来源主要归因于禽流感（精确来说主要是鸭）病毒株 (H2N2) 与 1918 年的 H1N1 的一种变种相结合的结果。其毒性尽管有所降低，但尤其是在中国，这种病毒株在短短两年内仍然造成了 200 万人死亡。这次疫情的

突发病毒性肺炎的迅速爆发，不留任何侥幸生存的余地。根据世界卫生组织的统计，近几年在亚洲发现的动物与人之间引发流感传播的病例有 447 例，其中 263 例患者在受感染后不久即告死亡。考虑到罹患这种流感后高达 60% 的死亡率，若让这种病毒获得了能够在人与人之间有效传播的新特性，不消说一定会造成非常可怕的后果。

病毒生存的目标就是复制出尽可能多的自身副本，以便能够感染尽可能多的宿主，因此它们跑出细胞体外与进入细胞的过程是同等重要

出现刚好与毛泽东时代"大跃进"政策所造成的饥荒处于同一时期，可算是中国历史上特别灰暗的一段时期。不过，H2N2存在的时间相当短，因为这个病毒株已经消失，并在其出现仅仅11年后就被它的继任者H3N2所取代。

1968年–1969年：H3N2

这种病毒株来源于人与禽类流感病毒的组合体，传染性极强，但毒性略弱。它主要造成了香港1968年的流感疫情，该病毒的一些变种一直到今天还存在，并造成了大部分季节性流感的爆发。

2009年：H1N1

这种病毒是结合了来自猪、禽、人等四种不同的流感病毒株所形成的复杂集成体。毋庸置疑，在2009年由H1N1病毒株引发的流感疫情是近年来媒体覆盖率最高的一次，但吊诡地也同时被证实是危害最小的一次，其引致的死亡率只不过是最平常的季节性流感死亡率的三分之一。

图4 20世纪以来的重大流感疫情

流感疫情	年份	流感类型	世界死亡人数	死亡率
西班牙流感	1918–1920	A/H1N1	2000万–1亿	2%
亚洲流感	1957–1958	A/H2N2	100—150万	0.13%
香港流感	1968–1969	A/H3N2	7.5—100万	<0.1%
大禽流感	2009	A/H1N1	1万	0.01–0.03%

的。这个过程远比我们能够想象的要复杂，因为新生病毒表面的血凝素的存在，意味着它们会被那些允许其进入的同一受体认出，从而再度被固定在细胞的表面，无法转移到新的宿主细胞。而同在病毒表面的神经氨酸酶则可以通过消灭部分参与血凝素与受体结合的糖分的方式绕开这个难题；病毒微粒将可以如此切断与被感染细胞表面的联系，并逃逸出来从而感染其他受体。这一步的重要性可以通过达菲（奥司他韦）和Relenza（扎那米韦）的抗病毒活动机理得到很好的说明——这是两种可

以通过精确阻断神经氨酸酶来中断病毒复制周期的药物。

一种可流行的病毒

流感病毒最引人瞩目的特点之一，在于它有一种无可比拟的能力，即改变自身结构，从而创造出可以逃避宿主免疫系统的新病毒形式。与同是由病毒引起的脊髓灰质炎、麻疹等可以通过一次接种疫苗即可终生提供免疫保证的情况不同，每年的流感疫情都是由不同形式的病毒所引起的，因此对其的预防就必须在每个流感多发季之前重新接种一次疫苗。这种巨大的多变性源于病毒所独有的一种特殊能力——通过累积其蛋白质结构内的随机突变（抗原漂移）来感染新的物种，得以传播。发生在 1918 年的恐怖的西班牙流感疫情就是一种禽流感病毒发生了变异使其能够感染到人类细胞的结果。然而在大多数情况下，当多种不同的流感病毒同时感染一个动物体，并产生了杂交病毒时，一种全新毒性才会出现（抗原转换），它继承了其中每一类病毒的部分要素。例如 H3N2 病毒株是当今绝大多数年度流感疫情的肇始，它最初出现时就是在猪群中传染的，与人感染的 H2N2 病毒以及多种禽流感病毒相结合，产生一种新的可以有效感染人类的结构形式。这种形式的重组对于病毒来说是非常有利的，它使病毒的传染能力和致病能力进行了改头换面的调整，并由此得到一种全新的基因特征，足以绕过其宿主在上一次感染时建立起来的免疫防御。连命运都如此偏爱病毒，使其可以产生出一种剧毒且易传染的形态，从而可能引发大型瘟疫并造成令人畏惧的后果。

据估计，流感每年在全球会感染 5% ～ 15% 的人口，并导致 50 万人死亡，特别是年幼的儿童、老年人，以及罹患慢性疾病的人群。流感可绝不是一种良性温和的疾病，这一点我们常常会忘记。

由于病毒全新变异形态的突然出现而导致的高致病性流感疫情是其最具威胁的一种情况。一个世纪以来，人类共经历了四次主要的流感疫情，最严重的一次就是在 1918 年，它可能是唯一一次可以与中世纪的黑死病相比肩的传染性疾病了。

流感引发的死亡

人类的体质拥有非常有效的对抗流感病毒的机制，绝大多数健康的人可以在数天之内克服它造成的感染。不过，通过 1918 年大瘟疫中数千万人死亡的惨痛教训，我们得知尽管致死率只有 1%，但由于其具有能在人群中大规模传播的特点，流感病毒所造成的损失仍是不可低估的。基于这种原因，公共卫生机构在 H5N1 这样的高致病性禽流感病毒株出现时，都对其特殊变异可能导致的人际传播能力保持高度的警惕。

若有一只病毒侥幸进入了人类的呼吸道，其引发的后续程序是相当快速的：仅在感染开始后几个小时，数以万计的新病毒就已经被制造出来并开始感染邻近的细胞。流感是一种溶细胞性病毒，就是说它的繁衍过程会导致被感染细胞的死亡，这会激发体内自然免疫系统的快速反应，并召集炎性细胞赶往受损细胞所在地。由于流感而引起的咳嗽，就是由这种炎症所引起的，这是一种意在将呼吸道内的病毒残片或异物排出体外的自然反射。在人体健康的情况下，这种炎症会引发征召整个免疫系统进行反应的备战呼吁，一般会在随后的几天之内完全消灭入侵病毒。不过，在免疫力不很理想的幼儿、老人和带病群体中，流感病毒对于呼吸细胞的破坏为其他病原体（特别是呼吸道内的潜伏细菌）的入侵提供了绝好的机会；那些细菌就会趁器官组织削弱之际对其进行感染，引发肺炎。参与吸收空气中氧元素的细胞一旦受到感染，肺功能的失常就会导致肺脏退化并引发死亡。西班牙流感疫情中绝大多数患者都是死于由流感病毒破坏呼吸系统细胞而导致的这种细菌性肺炎。

与此种情况完全相反，有些流感死亡疑似是由于免疫系统的过激反应而引起的（细胞因子风暴），这可以解释某些病毒株在年轻健康的成年人群中引发异常高的死亡率的情况。免疫系统的过分活性会激发生产海量的炎症分子，在抗击病毒的同时简单粗暴地将呼吸系统组织也随手破坏殆尽。

艾滋：毁灭性病毒的标记

获得性免疫缺损综合征，亦称艾滋病（AIDS），是由于免疫系统中部分细胞被人体免疫缺陷病毒（HIV）所毁坏从而导致的一系列症状的统称。在上世纪 70 年代末出现的这种病毒具有极其狡猾的特性，它们专门攻击 CD4 淋巴细胞，这是一类在免疫系统反馈功能中起着关键作用的白血球，是负责协调抗体生成任务的总指挥。通过对免疫系统小分队的最高指挥官进行去活性化处理，HIV 病毒得以在苦苦

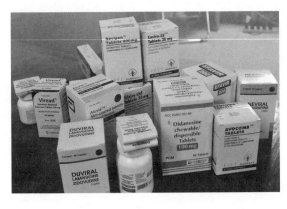

几种用于治疗 HIV 病毒的抗逆转录药物

等待着清除异物的明确命令的"卫兵"中持续地引发不安和骚乱，当CD4淋巴细胞数量严重不足时，免疫体系最终彻底瓦解。艾滋病症状的出现是在经历了一个漫长过程后（平均是十年）最终表现出的结果，在这个时段中，病毒不断地在免疫细胞中复制和繁衍，暗中毫不留情地瓦解其功能，并最终使受感染的患者无法抵抗那些正常情况下很容易被身体抵抗力处理的细菌、病毒、真菌和其他的寄生虫类。当这种对感染的抵抗能力下降以后，病程进展迅速，普遍会在一年内致死。大部分的死亡都是由于免疫系统极端脆弱导致的偶发性感染，如肺炎、结核病、弓形虫病等等。很多种癌症也会引发艾滋病患者的死亡：在20世纪80年代初，淋巴瘤，尤其是卡波济氏肉瘤，作为一种非常罕见的癌症突然异常地大量出现，以至发生了此次传染性疫情。虽然在发达工业化国家中，艾滋病引发的死亡率远低于慢性疾病（如2007年美国有两万人死于艾滋病，而因癌症死亡的人数为55万人），但这种疾病会以异常暴虐的方式在很多非洲国家肆虐，甚至已成为某些国家人口死亡的首要原因。

路易·巴斯德、亚历山大·弗莱明这些科学天才们的非凡贡献，为大幅降低传染病所引发的死亡率发挥了主要作用。尽管如此，时至今日，微生物仍是对于人类生命的持续威胁。不管是出现较晚的艾滋病，对抗生素产生抗药性的反复性细菌——埃博拉、马尔堡等极其恐怖的病毒类型的出现，还是近几年反复出现的新型高致病性流感病毒株，所有这些感染源都在不断地提醒我们，这场与看不见的敌人之间的战争还远没有胜利，而且这胜利愿望似乎永远也不见得能够达成。我们对于微生物那种与生俱来的恐惧是很有道理的，任何一种疾病、毒药、武器，不论它们有多大的威力，有多大的作用范围，都无法与微生物所拥有的一次致千万人死亡的巨大摧毁性能量相媲美。微生物真的会是我们这世界上最后的主宰吗？

第七章

毒药：魅力与危险

Poisons: fascination et danger

"温斯顿，如果你是我的丈夫，我一定会在你的茶里下毒。"

"太太，如果您是我的夫人，我就喝了它。"

——温斯顿·丘吉尔

（回复南希·阿斯特子爵夫人）

约在距今 3000 年前，定居于撒丁岛的腓尼基商人发明了一种非常阴森可怖的仪式，来结束那些无能力照顾自己的老人的生命。先是让他们服用一种毒药将其麻痹，随后将他们或是从悬崖上抛下，或是以石块或暴力击打致死。古怪的是，毒性所诱发的面部肌肉痉挛在死者脸上会形成类似于微笑的表情，好像是在表达终于将他从生命的重负中解脱出来的感激。为什么要采取一种如此极端的安乐死方式仍是个谜，但这些"笑着死去的人"在我们的常用语汇中留下了印记。荷马在史诗《奥德赛》第二十卷中写道："尤利西斯将头轻轻一低，避过了袭来的一击，但在他内心中则流露

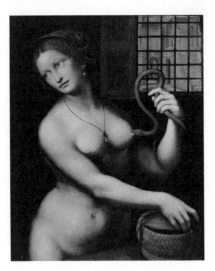

贾姆皮特里诺：《克里奥派特拉被蝰蛇咬后自杀》（局部）

出了一个撒丁岛的笑容"，在这里他所指的是一种轻蔑的、嘲弄的微笑，与撒丁岛那些"活够了的"老人们所表现出的应该很相似。

我们现在了解到这种有名的药剂是用藏红花色水芹[1]调制成的，这是一种伞形科的植物，其根系外形就像个小萝卜，味道甜美。但这些块根却拥有极强的毒性，因为其中含有一种称为水芹毒素的强力神经毒素，会引发面部神经痉挛，并造成这种"撒丁岛式笑容"（risus sardonicus）的出现，也就是肌肉抽搐而形成的一个"鬼脸"。（我们可以怀疑这种植物是不是刺激了蝙蝠侠的宿敌"小丑"的创作灵感，他最中意的武器就是一种会使死者的脸上现出笑容的有毒物质。）

这种撒丁岛的毒素与一种在毒参（Conium maculatum）中广泛存在的有毒分子"毒芹素"近乎雷同。这种知名的植物是古希腊时期处决死刑犯所使用的毒药的主要成分之一。服用了这种药剂的著名人物之一就是苏格拉底，他被指控用其思想毒害雅典的年轻人而被判死刑。这两种在外观上都是平凡无害的植物，充分展示了我们周围的大自然中隐藏着巨大的危险，更重要的是，也提醒我们人类掌握这些毒物并将之用于谋杀目的的能力。

1　藏红花色水芹（Oenanthe crocate）是生长在撒丁岛上的一种危险植物，分布在池塘和河流旁，长着像芹菜一样的叶茎。通常有毒植物都略带苦味，这种植物却气味芳香，味道甜美。

危险的植物

虽然我们经常将化学战争看作是近期才出现的一种威胁，是日益拥有强大破坏力的科技所产生的不良副作用，但实际上这种战略是对植物界已经流行了几百万年的战术的一种简单拷贝。当面对危险的时候，动物（其中包括人类）会本能地选择以下策略中的一种：直接反抗以消灭这种威胁，或是逃逸，以期避免与强大的对手展开不愉快的对抗。对于植物这样进化水平较低的机体，它们却不能采取"打不过就跑"的策略——它们既不能"拔根就跑"远离威胁，也没有神经系统和肌肉，明显不可能从体能上战胜袭击者。对于处在食物链最下游的生物体来说，这是一个严重的问题。为了克服这些弱点，避免被食草动物或微生物（病毒、细菌、真菌）彻底铲除的命运，这些植物在进化过程中生产出了多种多样令人眼花缭乱的剧毒成分，能够以迅雷不及掩耳的速度毒死那些粗心的食客（见132页文框）。

上文中提到的藏红花色水芹和毒参所含的剧毒并不足为奇，其实在绝大多数植物体中都天生存在着剧毒成分，甚至我们花园中时常会栽种的很多美丽的观赏性植物也是如此。现代药理学已经开始对这些毒素分子进行利用，大约有一半用于癌症化疗的药物均是源自植物。植物们的美丽与它们所蕴含的毒性通常是成正比的。

这种非常有效的战略不

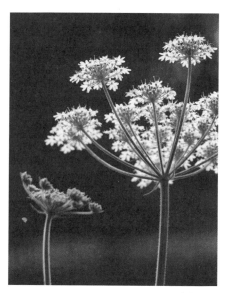

毒芹植株

有毒的植物

普通蓖麻（Ricin commun）

普通蓖麻有着贵气十足的宽大掌状叶，作为观赏植物受到广泛的欢迎，同时也由于其种子中所含的蓖麻油在多种工业上的用途而被大量种植。这种蓖麻油（过去作为海狸性腺所分泌的"海狸香"的替代物，也曾被称为"海狸油"）完全无毒害，长久以来在民间医学中被用作泻药以及触发宫缩的药剂。然而，蓖麻子中同时还含有大量的蓖麻毒蛋白，那是一种剧毒的蛋白质（比氰化物的毒性要高6000倍），可以彻底地中止蛋白质在细胞内的合成。1978年9月7日，在保加利亚特工针对不同政见者格奥尔基·马尔可夫施行的暗杀中，蓖麻毒蛋白的猛烈毒性充分地体现出来。马尔可夫自从1969年离开祖国之后，就开始激烈地抨击保加利亚执政党，于是一次在伦敦泰晤士河上，当他通过滑铁卢桥时腿被一位打着

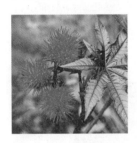

伞的男人撞到了。当晚他就发起了高烧，三天后死去。尸检中在他的小腿上发现了一个大头针顶一般大小的铂金制霰弹颗粒，在其表面发现了蓖麻毒的痕迹。根据现在得到的情报，谋杀是由名叫弗朗西斯科·丘利诺的特工（隶属于保加利亚的克格勃组织）借助安装有气动发射微型弹丸装置的雨伞而实施的。

夹竹桃（Laurier-rose）

尽管这种植物的花朵是那么的优雅动人，夹竹桃可是植物界中最毒的物种

仅对植物世界的生物多样性有着非同寻常的意义，使植物在生态系统中占据了重要地位，同时对于地球上的其他生命也非常重要，因为这使它们不得不主动去适应这个无处没有毒药的世界。帝王蝴蝶（大红斑蝶，见彩插）所采取的策略清晰地体现了进化中为了适应这种生存

之一。它的所有组成部分中都充满了强力毒素，其中最典型的是欧夹竹桃苷等多种糖苷类。它体内的生物碱会干扰心肌细胞中钠钾离子 ATP 酶的活性，妨碍肌肉收缩，从而导致心脏停止跳动。一片夹竹桃花瓣中所含生物碱的毒性，足以让一个儿童致命。

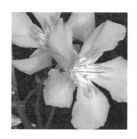

紫杉（If）

紫杉（浆果紫杉）通常被用作观赏灌木，但同时也仍是地球上最具毒性的树木之一。这种植物的所有组成部分（除了阴性样本中结出的果肉以外）都含有紫杉碱，那是一种多种生物碱的混合物，在人体中可被肠道迅速吸收，并引发心跳停止。紫杉的强烈毒性自古以来就为人所熟知。这种植物的制剂有时候甚至会被绝望的女性们用来引发人工流产，但不幸的是，往往胎儿还没事儿时，母亲就已经中毒归天了。然而，紫杉也不能说是只有负面的作用，在北美洲有一个紫杉品种（短叶红豆杉）的树皮中包含一种称为"紫杉醇"的分子，可用来针对子宫癌和乳腺癌进行药物化疗。单要治疗一个病人的话，就要用去五六棵有百年历史的老紫杉的树皮。不过，随后研制出了以紫杉树枝合成此种药品的其他方式，引发了紫杉特尔（多西紫杉醇）的出现，在治疗部分肿瘤癌症中可以发挥相当于两倍紫杉醇的效力。

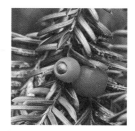

条件所必需的机巧：在幼虫阶段，帝王蝴蝶的毛虫以含有大量的心源性毒素（甾类）的马利筋[1]为食，它们将这些毒质储存在体内专门的一

---

[1] 一种多年生亚灌木状草本植物，单叶对生，花为红黄，全株有毒，泌有乳汁。

个舱室中，直至完全发育成为成年蝴蝶。这种蝴蝶身上的毒质浓度是如此之高，以至于以它为食的鸟类在尝试之后会剧烈地呕吐，由此为这种昆虫的生存提供了一种非常有效的保障。显然，这是一种极其复杂的进化过程，而且有几种鸟类已经与之相对应地获得了对于帝王蝴蝶毒性的免疫能力！尽管看上去是如此的自相矛盾，大自然中丰富多彩的物种多样性和令人讶异的美丽通常是大量天敌和猎物之间长期"冷战"的直接后果，每一方都通过自己和其对手所具有的毒性保持着相对的平衡。这场持续的化学战争可以通过动物机体内大量酶的存在而得到很好的验证，特别是细胞色素 P450，它可以在这些毒性分子造成太大的危害之前，将之转化成为可以被从机体中消灭的毒性较弱的物质。仅在人体中，就有 57 条基因负责生成不同种类的细胞色素 P450。

致命的撕咬

尽管大多数的天然毒药都存在于植物界，但很多种动物也开发出了丝毫不逊于那些植物的毒药武器库，早在生命进化发展的初期，数量惊人的物种都能够采取毒液的方式来应用这些毒性物质（见 136 页文框）。

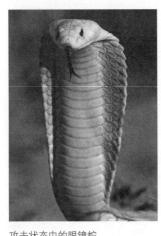
攻击状态中的眼镜蛇

毒液中的毒质可不像植物体中的毒素一样是来自于结构相对简单的分子，而是多种蛋白质组成的一种复杂的混合物，可以分别作用于生命中最为关键的几个进程。比如，某些蛇的毒液是一种极端复杂的混合物，同时包含可以促进消化猎物的多种酶，以及可以引发呼吸系统瘫痪和心跳停止的多种毒质，这些

图1 被蛇咬伤的毁灭性后果

类别	实例	运作机制
α－神经毒素 （α－neurotoxines）	α－银环蛇神经毒素，α－毒素，海蛇神经毒素，眼镜蛇神经毒素	通过抢先与骨骼肌肉纤维上的胆碱受体相结合，阻断肌肉神经传输
k－毒素 （k－toxines）	κ－神经毒素	阻断中枢神经系统的数种胆碱受体
β－神经毒素 （β－neurotoxines）	腱前磷脂t神经毒素（虎蛇毒素），安莫迪毒素，β－银环蛇，响尾蛇，泰攀蛇毒素	通过阻止神经末梢释放乙酰胆碱阻断肌肉神经传输。同时可以与电敏性强的一种钾离子通道发生作用
树突毒素 （Dendrotoxine）	树眼镜蛇Ⅰ型毒素和K型毒素	可以提高神经末梢释放乙酰胆碱的数量。同时也可以与电敏性强的一种钾离子通道发生作用
心脏毒素 （Cardiotoxines）	γ－毒素，心脏毒素，细胞毒素	对部分细胞（心肌纤维、应激细胞等）的等离子膜进行干扰，导致其细胞溶解，引起心跳停止
蝰蛇毒 （Sarafotoxines）	蝰蛇a型，b型，c型毒素	强力的血管收缩剂，可以影响整套心血管系统，引起心跳停止
毒枝菌素 （肌肉毒素，Myotoxines）	α－毒枝菌素，响尾蛇毒，磷脂酶A2	可以通过电敏性钠离子通道发生作用，引发肌肉纤维退化
出血性毒质 （Hémorragines）	出血蛋白A，出血毒素A型，B型，C型，HT1，HT2	通过造成血管壁变形引发严重大出血

毒质也可能通过感染血管和肌肉从而引发大出血和坏死（图1）。

在眼镜蛇科（太攀蛇、眼镜蛇、曼巴蛇、印度眼镜蛇、大海蛇、银环蛇）和蝰蛇科（尤其是非常容易被激怒的蝰蛇）的成员中，蛇毒的杀伤力是最高的。每年被蛇咬伤的人数大约为500万人，而其中有大约12.5万人不走运遇到了这些高危剧毒蛇而一击致命。

有毒的动物

地图螺（Conus geographicus）

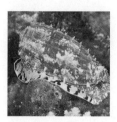

在海洋软体动物（海螺）中，大约500多种都是没有什么毒性的，但这个家族中有特定的几个成员可是骇人的肉食性捕猎者。其中最危险的一种是地图螺，它依靠细长的鼻子上涂满毒液的"鱼叉"猎食鱼类为生，这种毒液包含了多种微型蛋白质（统称为"芋螺毒素"），可以阻断神经冲动从而使猎物麻痹。这种贝壳生物的毒液有可能是世界上最为烈性的，可以在两小时内致人死亡。

花斑乌贼（Chironex fleckeri）

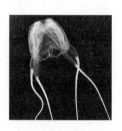

澳大利亚箱形水母，又称"海黄蜂"，是世界上毒性最强的海生动物。它有无数最远可延及4米的触手，每一条上都生长着50万个丝胞[1]，这些带着倒刺的有毒细胞，可以在潜在受害者与水母接触的一刹那附着在其皮肤之上。毒液中含有多种可以引发剧痛的蛋白质，且往往可以延续数个星期，在剂量较高时，甚至会麻痹心肺功能，使受害者在不到5分钟内死亡。由于每只触手中含有的毒素都足够杀死50个人，因此这种箱形水母是海洋生物致死案例的最主要源头，自1954年以来有5000余人死于此生物手中。

被驯服的毒药

察觉毒药的存在从而避免死亡，显然是一个物种得以存续所需要

1　丝胞（cnidocytes）即原生动物（尤其是纤毛虫类）所具有的特殊细胞器，遇到外界刺激即射出体外。

金色箭毒蛙（Phyllobates terribilis）

别看它仅有 35 毫米的小小身材，这种主要生活在哥伦比亚的两栖动物可是目前公认的世界最具毒性的脊椎动物。一只这种青蛙从毛孔中渗出的蟾酥足以杀死两万只老鼠或十个成人。

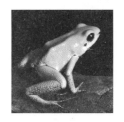

沙漠太攀蛇 (Taïpan du désert)

太攀蛇（小鳞尖尾蛇）拥有蛇族中毒性最猛烈的毒液，一份毒液即可以毒死 100 人。异常幸运的是，这种太攀蛇只生活在澳大利亚中部的不毛之地，而且性格比较胆小怕生。

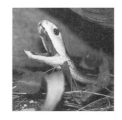

蝎子 (Scorpion)

这种被称为"以色列金蝎"（致命游侠）的蝎子主要生活在北非和中东的沙漠中，是全世界蝎子一族中最为危险的一种。成年的以色列金蝎通常体长 9 ~ 11.5 厘米，颜色草黄，这种节肢动物所生产的毒素会阻止氯元素进入神经元，使得神经冲动中断，全身麻痹而死。

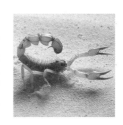

的基本素质之一，在大多数现存物种的基因中都存在着大量的与味觉和嗅觉功能相关的基因就很好地说明了这一点。而对于人类来说，这种分辨毒物的能力同时还构成了一个重要的文化组成部分——这些对于植物和动物的毒性方面的知识，是一代一代地流传下去的。这方面的知识的重要性，首先在于能够分辨可安全食用的食物，不过了解这些毒性的知识，也为人类应用这些毒药开了一扇窗。这方面最早的用

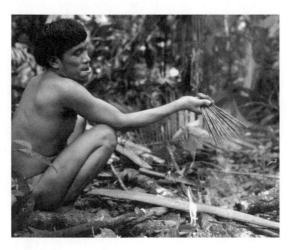

一个亚诺玛米部落人正在
篝火边为箭尖抹上剧毒

途必然是改善狩猎的效率。例如，肯尼亚的马赛部落在距今 1.8 万
年前使用具有强效心源毒性的植物来提高弓箭的使用效率，南美洲
也有数个使用箭毒的部落采用相似的技术。不幸的是，将这些毒物
的致命效用用于动物身上之后，只需再向前迈一步就会被用在人身
上，这些新式武器很早就被用于战争，正如我们从"有毒"toxic 这
个词的词源上可以看出的，其来源于希腊语"toxicon"，意为"抹在
箭头上的毒药"。

　　毒药用于杀人的手段伴随着文明的出现可能就已经存在着，其
适用范围可远远不只局限于箭头。在距今 3500 年的古埃及医学论
著《艾博斯手卷》（Le Codex Ebers）中描述了很多物质的毒性，特
别是砒霜、曼德拉草、铁杉和附子。古埃及人甚至发明了一种从桃
仁中提取强力毒素的方法，并让有犯罪嫌疑的人进行一种"毒药考
验"。根据当时的信仰，这些物质仅对于有罪的人是致命的，而无
辜的人服下则会安然无恙。在这种"桃审"下，无数无辜的人必然
会被错判。我们现在了解到，这种提取物中含有苦杏仁苷，这种分

子在穿过肠道的时候会释放出氰化物！在如此久远的年代就用到了氰化物这样可怕的毒药，自然会使我们对于人类在这方面的创造力产生一种不妙的预感……除此之外，作为某些人获取权力的必备武器，以及某些人满足贪欲或复仇欲望的工具，毒药很快变成了一种与人性中的罪恶冲动紧密相关的物质。

攻其弱点

氧气是生命所必不可少的，因此致人死亡最有效的手段就是以最快的速度阻断生命体的氧摄入。毒药可以非常有效地达到这一点，它们可以极快的速度干扰氧在细胞中转化为能量的过程；或者更为直接地阻断在输血和输氧过程中最为重要的器官功能（如肺和心脏）。

氰化物和砒霜

氰化物和砒霜可能是现今最广为人知的毒药，部分是由于在侦探小说中雷打不动的经典地位，部分是由于在历史的长河中不断被记载于重大的谋杀事件。罗马帝国时期，毒杀是权力圈子中很正常的举动，尼禄（在当时闻名的下毒圣手鲁卡丝塔帮助下）清洗其宿敌布利塔尼库斯时，氰化物就被大量使用。中世纪时期，毒药是在社会阶层中迅速攀升的最可靠手段，教皇亚历山大六世（罗德里戈·波吉亚）和他的子女凯撒和卢克雷齐娅所结成的三人组，将系统性

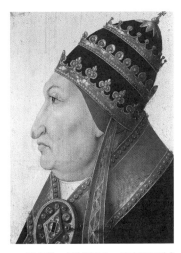

无名氏：《罗德里戈·波吉亚画像》

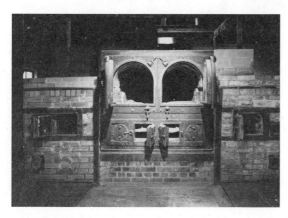

德国慕尼黑的某纳粹集中营毒气室

地借毒谋杀其对手当作了一种娱乐活动，借助一种名为"坎塔雷拉"（cantarella）的神秘混合物（三氧化二砷和磷），他们通过操控剂量将人即刻或是在数天间隔之内杀害。无怪乎波吉亚这个名字直到今天还一直被用作阴谋和暗杀的代名词。

而砒霜的高效性则可以在很多案例中得以体现：裘莉亚·托法娜夫人的"托法娜神水"，[1] 被称为"五毒邻居"第哉耶夫人的"遗产权剂"，[2] 都广泛地用于清除一些"碍事的人"，特别是一些碍眼的丈夫们。

氰化物和砒霜被用做杀人工具的超高人气，主要是由于这两种物质可以直接作用在我们吸入的氧气转化为 ATP（细胞可以使用的生化能量）的过程中（参见第二章内容）。比如，氰化物可以飞快地与细胞色素氧化酶 C 相结合，那是一种参与 ATP 合成的呼吸链条中非常重要的蛋白质；通过与这种蛋白质结合的铁元素，氰化物会在这个层次上阻断这个链条，并阻止 ATP 的形成。于是细胞迅速变得无法正

---

1 托法娜夫人：生活于 17 世纪的意大利，是位具有传奇色彩的阴谋家，她出售含砷的"神水"给希望除掉自己丈夫的贵妇们。

2 第哉耶夫人：生活于 17 世纪的法国，路易十四时代著名的巫师、预言家和黑魔法专家。

常呼吸，那些依赖持续氧气供应的器官（如大脑和心脏）就不得不停止工作了。氰化物在其气态形式时称为"氰化氢"，这种毒性凶猛的化合物会直接攻击肺脏，特别危险。这也是纳粹大屠杀期间在集中营毒气室中所使用的臭名昭著的毒剂"齐克隆-B"中的有效成分。

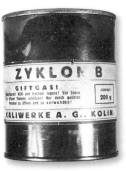

齐克隆-B（Zyklon-B），纳粹在许多灭绝营毒气室中使用的一种致命毒气

在依靠氰化物实施的无数谋杀案例之外，这种物质的威力还在很多流传甚广的自杀案例中得到体现，特别是纳粹空军司令赫尔曼·戈林，他就是在被执行死刑的前夜吞下了氰化钠胶囊。此外还有吉姆·琼斯组织的"人民圣殿教"的 909 个信徒们（其中包括 276 个孩子），他们于 1978 年 11 月 18 日在圭亚那集体服用氰化物胶囊自杀。

服毒也不总是有意识的行动。举个例子说，在世界卫生组织有记载的历史上，最大规模的集体中毒事件是在孟加拉国，在那里 7000 万居民所使用的饮用水中含有高浓度的砷毒素污染。这是一个非常残酷的意外，这场灾难是在 20 世纪七八十年代很多组织为了鼓励人们不再饮用可能会引发霍乱类疾病的地表水而极力推崇的生活方式所导致的，此后人们打井足有千万余口，但直到最近人们才意识到在这种地下水源中大多数（40%）含有高浓度的砷元素，可以达到世界卫生组织推荐含量标准上限的 10 倍之多。专家们认为 12.5 万余例皮肤癌和 3000 余例影响内脏器官的癌症引发的死亡，都是由于这种暴露在高浓度砷环境下导致的结果。

剧毒气体：一氧化碳

一氧化碳是另外一种形式的代谢毒素，可以改变细胞的供氧状况。这种气体的危险之处在于，它无色、无臭、无味，而且只需非常低的浓度即可导致死亡。在发达工业化国家中，一氧化碳中毒是最常见的中毒案例。

一氧化碳（化学式为 CO）是在含碳燃料源的不完全燃烧情况下产生的，无论其碳源是烃类（石油的气态衍生物）还是有机物质（木柴、煤等）。虽然一氧化碳的毒性在很久以前就已经为人所知（古希腊和罗马人就曾使用煤质毒烟来处决罪犯或是用于自杀），但还是由于伟大的法国生理学家克劳德·贝尔纳（Claud Bernard）的工作才最终明确了其作用机制。

一氧化碳的毒性作用主要是来自于其与携带氧气输往细胞的血红蛋白相结合的能力。每个血红蛋白分子都为氧元素的携带准备了四个结合位点，所有这些位点一起工作，才能尽可能地捕捉到由肺脏通过动脉血传递的氧元素，并将之释放到组织和器官中。一氧化碳的存在会彻底干扰这个循环，这种有毒气体与血红蛋白的结合能力比氧元素要高 200 倍，从而使这些载流装置无法有效地捕捉到氧分。更加危险的问题是，与一氧化碳的结合同时还会阻止血红细胞释放其他结合位点上其所连接的氧分子。那么，即使血氧浓度提高，这些与血红蛋白结合的氧分也无法被转递到细胞之内。这种情况会在机体内引发一场实实在在的慌乱，因为心脏急于处理缺氧现象就会猛烈提高其搏动节律（心动过速），从而增加心绞痛、心律失常和肺水肿的风险概率。作为同样极为依赖氧的器官，大脑也是毒气所最早锁定的攻击目标，头痛、恶心、惊厥等现象的发作就是这类中毒的典型症状。这种情况若没有通过迅速大量注入氧气并排除一氧化碳而得到纠正，那么供氧的中断将会无法挽回地导致死亡。所有会产生碳燃烧过程的活动（包括汽车、锅灶等）都有可能产生一氧化碳，最需要避免的情况就是将排出的浓烟密闭在一个狭小的空间中。

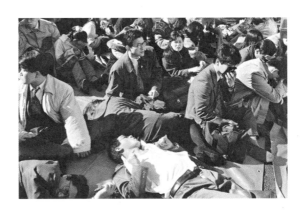

日本邪教奥姆真理教的部分信众于1995年3月20日交通繁忙时段在东京地铁里借助沙林毒气制造恐怖效应，导致数十人丧生，5000余人受伤

神经毒素（毒气、马钱子碱、铁杉、箭毒）

那些以线粒体作为攻击目标的毒素，是通过直接作用于细胞摄取氧分的过程而引发死亡；其他毒素则通过制止氧元素进入细胞来间接达到目的——这种作用模式更加复杂，但同样有效。

这些毒素拥有直接与某些神经细胞的组成部分进行作用的特殊功能，与此同时阻止神经信号的正常传输。在多种情况下，这种阻塞往往发生在肌神经接合点，也就是肌肉对神经冲动信号进行解码的场所，随后才会引发肌肉收缩和其他运动（见144页文框）。军用神经类毒气（如沙林、塔崩、V类毒气等）以及一些有机磷杀虫剂（如马拉硫磷、对硫磷等）可能最典型。这些神经毒剂与乙酰胆碱酯酶绑定，制止它们去削减乙酰胆碱，导致在肌神经接合点神经递质的大量累积。这样，大量冗余的乙酰胆碱不断地对肌细胞上的受体进行刺激，会造成严重的肌肉痉挛，随后就是膈肌麻痹，从而迅速导致呼吸骤停，乃至窒息死亡。沙林（军用毒气）的杀伤性是这些乙酰胆碱酯

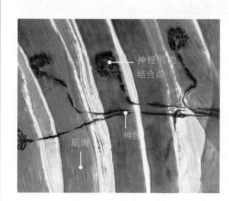
酶抑制剂起效的最典型展示，这种分子比氰化物毒性猛烈近 500 倍，可在一分钟之内杀死一名成人。

与乙酰胆碱酯酶抑制剂的作用方式正相反，有些毒剂，比如南美洲印第安人所使用的箭毒或某些蛇毒液中所含毒素，均可以阻碍乙酰胆碱与其受体的结合，从而制止神经冲动的传递。这一机制的直接后果就是膈肌麻痹并引发呼吸停止。

还有一大类致命的毒药直接将目标对准神经细胞，制止传输某些器官正常工作所必需的电流脉冲信号，典型例子是马钱子碱中毒所引

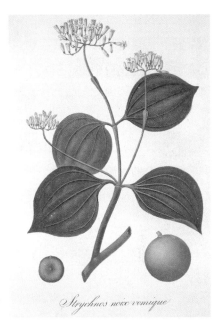

约瑟夫·浩克所著的《医用本草释典》中描绘马钱子的插图，马钱子碱就提取自这种植物

起的恐怖死亡案例。马钱子碱是从一种被称为"马钱"的植物果实中分离出来的生物碱，通常被用作鼠药（有时也是街边贩卖的海洛因中的成分）。马钱子碱通常专门干扰甘氨酸所产生的电信号，甘氨酸是一种神经递质抑制剂，通过作用于大脑的数个区域来避免肌肉收缩失控。摄入马钱子碱十分钟左右，毒质引起的肌肉失控将通过逐渐加重的痉挛表现出来，甚至可以加重到角弓反张，即一种身体向后弓形拉伸的肌肉僵直状态，在某些情况下，还会出现本章开始处提到的"撒丁岛式微笑"。病痛发作后两三个小时，肌肉力量就会耗尽，再加上呼吸道彻底麻痹，导致死亡降临。

食物中毒

即使我们已经采取措施避开有毒的动物和植物，有些被微生物所污染的食物还是可以引发严重的食物中毒。有超过两百种病症是通过食物进行传播的，在美国，食物中毒每年导致的死亡人数达 9000 人。虽然食物中毒比较罕见，引发的死亡案例相对来说也不算可观，但这些案例往往会受到媒体的广泛报道，因此值得我们给予一定的关注。

食物中毒不是近年才出现的问题。在历史记载中，最引人注目的由于食用变质的食物而引起的死亡案例是麦角中毒，那是一种寄生在黑麦麦穗上的真菌（麦角菌）所引起的疾病。这种真菌会产生一种剧毒的生物碱（麦角胺），在食用了变质黑麦的人身上它会引发严重的灼痛、幻觉、抽搐，中世纪时，中毒导致的局部血液循环急剧减少甚至会令人失去部分肢体，在很多文献中都记录着，那些遭受这种疾病的患者在离开医生诊所时，往往怀里都抱着自己刚被锯掉的胳膊或是大腿。有些科学界人士认为，这种与"神魂颠倒"相伴而生的症状，与历史记载的萨勒姆女巫事件非常相似。他们提出了有趣的假设，认为在那些少女身上表现出的鬼神附身的症状，有可能与这种受到真菌侵蚀的黑麦有关；这种谷物恰恰是当地最广泛种植的作物之一。走运的是，现在黑麦麦角菌中毒的情况非常罕见，甚至可忽略不计了，但却被其他由微生物所引起的食物污染所替代了，其中绝大多数要归咎于糟糕的食物保质规程。

肉毒杆菌中毒（Botulisme） 肉毒杆菌中毒是一种罕见但却严重的食物中毒，主要是由于在食品的贮藏过程中肉毒杆菌毒素的出现所导致的。这些毒素由肉毒梭状芽孢杆菌所产生，可算得上是生物世界中最强的毒剂，只要一微克（千分之一毫克）的剂量便可以导致一人死亡。在摄入了被这种细菌污染的食物后，毒素将渗入神经细胞，并消灭一些对于在肌神经接合点释放乙酰胆碱起着重要作用的蛋白质。这种神经递质的缺乏，会使得肌肉无法进行舒张，导致呼吸系统麻痹，从而死亡。由于 C 型肉毒杆菌是一种无法在人体内独立存在的细菌，因此肉毒杆菌中毒一般都是由食物中的毒素所引发，通常来自家庭腌渍食品或是未彻底灭菌消毒的罐头食品。幸运的是，这种细菌对高温极其敏感，只需将食物简单加热到沸点即可将之消灭。

最近，由于在化妆品领域的广泛应用（Botox™），肉毒杆菌毒素的声誉得到了显著的改善，通过局部注射，毒质会麻痹皱纹形成区域下的肌肉，并在几个月内减少皱纹生成。

致命的汉堡包（Des hamburgers mortel）　大肠杆菌 O157∶H7 是一种在牛肠中天然生成的细菌，一般会通过屠宰场的动物尸体，或是使用含有这种细菌的动物粪便作为厩肥灌溉蔬菜的方式污染我们的食物。最有可能被这种病菌污染的食物无疑是牛肉糜了。在屠宰或是肢解动物尸体的过程中，若供食用的皮肉与动物的肠道或是粪便产生接触，细菌污染就会产生。尽管在被感染的动物尸体上切下来的每一部分都会带菌，但这细菌也只会附着在肉的表面，并且可以在高温烹饪的过程中失去活性。然而，对于剁碎的肉糜来说，细菌就可能会均匀地分布到任意地方，如果烹饪不够彻底，细菌有可能会存活下来。

这种细菌对于其宿主牛类是完全无害的——它既无法和这些动物的细胞相结合，又不能穿透细胞壁，但是在人体中，它们却可以引发严重的并发症。最早期的症状往往是腹腔痉挛以及出血性腹泻。在一些特定人群中（特别是幼儿和老人），这种细菌可以存活下来并释放出强效的毒素（志贺毒素），可以影响到血液循环系统，并对血管壁发起攻击。这将引起复杂的连锁反应，并导致溶血综合征和尿毒症的发作。这种病症的特征是血小板急剧减少（血小板减少症），红血球被破坏，

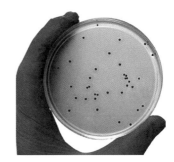

金黄色葡萄球菌（亦称金葡菌），会引发某些感染现象（别名"嗜肉菌"，是造成食品污染的罪魁祸首之一）

以及肾功能衰竭。病程到了一定的阶段，对于器官的损害逐渐变得不可修复，并导致死亡。

那些时刻能将我们杀死的毒药，其来源既可以是无机物、植物，也可以是动物，其毒性的共同特点，就是都将攻击目标锁定在我们生化演进的两个薄弱环节：一是对于作为代谢能量源的氧气的绝对依赖性；二是大脑为控制整个身体所创造出的一套极端精密的神经递质协同机制。生物界的攻防演进策略就是优先瞄准这些最理想的目标。植物的毒性主要是用来保护自己的植株不至于被过度食用。对于植物世界来讲，这些毒素是最重要的自我防御系统。这些植物在人类历史上作为主要食物来源的重要地位以及其中无处不在的毒质，这两者间的矛盾，今天仍然体现在我们对于苦涩味道的敏感反应上，大多数毒性物质的共同化学特性之一就是这种苦味。这种味觉适应性使我们人类在二十万年间采集并品尝四十多万种地球植物的过程中免于遭受很多的中毒事件，其中留下的只有 2.5 万种，我们将之分别称为果实、蔬菜、药草、香料、茶或巧克力。而动物源的毒液，既有攻击功能，又有防御功能。在防御方面，这些毒质经常会与鲜明的色彩同时出现，表达一种警示信号，让捕食者们选择避开。在主动挑衅方面，进击性的物质常被用来麻醉或毒杀猎物，从而促成捕猎和消化。毒质作为一种典型代表，象征了地球上生物所具有的令人匪夷所思的复杂适应能力。在所有时期出现的各种文化中，它们都是一种值得崇拜甚至敬畏的力量。

第八章

无妄暴亡

世上没有哪种野兽比人类自身更加令人类畏惧了。

——米歇尔·蒙田（1533～1592）

如我们之前所提到的，与攻击—逃逸反射相关的大量肾上腺素的释放，是为了使个体在面对威胁时作出或攻击或迅速远离的准备。然而，人类既不具有锋利的爪子和尖锐的獠牙作为攻击武器，又不是特别敏锐灵活，也不具有粗厚的外皮或是甲壳保护身体，跑得也没有那么快，使我们得以摆脱那些自然天敌。我们在与其他物种共同经受进化选择的过程中能够存活下来，并不是因为具备什么身体上的特殊能力，而是归功于高度发达的大脑皮层，它赋予了我们制造一些弥补自身生理防御功能缺陷的生存工具的能力。在一个由强者制定规则的世界中，由人类这样弱小的种族担任自然界的主宰，绝对是一个例外情况，一种异常的突变现象将我们塑造成了地球居民中最具好奇心的动物。

电影《2001太空漫游》中有一个著名场景，一个史前人类部落被敌对部落霸占了赖以生存的水源，在饥饿的驱动下，他们用骨头做成武器杀死猎物以维持生存。在靠着这个重要的发明逃离了灭亡的命运之后，他们却没有就此罢休，而是利用这些武器夺回了自己的水源，并杀死了敌对部落的首领。这个情节非常有趣，因为它展现了暴力与人类的进化有着深刻乃至剪不断理还乱的联系。实际上不管是为了食物、繁衍，还是获取敌人的财产，发现或发明一种能够产生"超人"能力的新型武器以便折服对手并将自己的世界观强加给他人，一直都是人类社会的一种重要的开创性力量。今时今日，大量的新型材料（如不粘锅材料"铁氟龙"、防暴纤维材料"克维拉"等）和许多新兴科技（激光、电脑、因特网）都在我们的日常生活中变得不可或缺，但所有这些，最初都是以军事应用为目的的工作成果的副产品；如果不是出于研制新型武器的需要而投入了大量的能源和海量资金支持，这些产品或许永远都不可能出现在世界上。

军备升级

任何武器都有一个共同的原则，就是尽可能快速制服或者杀死对手，同时最小化自身受到反击的风险。从这个意义上说，史前人类手持的大棒，不管形式有多么粗糙，但作为人工延长的手臂，仍标志着他们从大型猿猴向早期人类转变的最重要的阶段；有史以来第一次，他们的攻击力量被大大地增强了。后来，随着早期石制或燧石制的刀具的出现，这些武器在近身格斗中的效用得到了进一步强化，可谓形成了后来"白刃"（刀、猎刀、剑等）大家庭的祖先。制作这些兵器的

矛头

基本原则，就是将所有施加的力量集中在最小的接触面积上（刀尖或刀刃），以便使武器能够更好地穿透对手的身体。这些白刃兵器的危险程度不容小觑，举例来说，手枪射出的子弹在接触到皮肤时的能量密度为 3 焦耳 / 平方毫米，而一个健壮的成年男子手中的一把锋利的刀刃所能造成的能量密度则可达到 200 焦耳 / 平方毫米。正因为这个道理，现在有很多防弹背心可以有效地阻挡大多数类型的枪支射出的子弹，但对于简单的刀片划伤却无能为力。

当然，白刃兵器的效力直接与其刃的锋利程度成正比关系。比如，日本的铸剑大师拥有制造近乎完美的日本武士刀的工艺，其刀刃的精细和坚韧程度可以使武士轻易割下敌人的头颅。相比之下，欧洲的铸造水平可没有达到这么出神入化的水准，他们所打造的刀刃质量还有很大的进步空间。据说，1587 年苏格兰女王玛丽·斯图亚特被指控参与密谋推翻伊丽莎白一世而被执行断头死刑时，刽子手的第一斧落下时，只在后脑开了一道口子，第二次尝试，砍到了后颈，但却没有完全砍断脖子，直到第三斧下去，才终于人头落地。这并不是一个孤立事件，也正是这些失败的斩首刑求所引发的惨状，促使医生约瑟夫·伊尼亚斯·吉约坦（Joseph Ignace Guillotin）在几年以后建议推出一种更为人性化的处决方式。这个愿景激发了安东尼·路易（Antoine Louis）和托比亚斯·施密特（Tobias Schmidt）的灵感，他们设计出了一种装置，并以医生的名字将其命名为"吉约坦机"，又称断头台。

尽管威力惊人，但白刃兵器有一个致命的缺点，那就是攻击者必须足够接近其目标，而同时也就很容易受到致命的反击。在武器演进历史的最早期，探求远程杀伤的可能性就已是优先考虑的军事策略，两万年前的投石机、一万两千年前的弓箭、七千年前的弩具的接连出现都可以证明这一点。这些武器都可以产生惊人的力量，

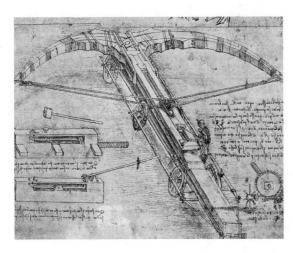

莱昂纳多·达·芬奇设计
的巨弩手稿

迅速制服猎物或是敌人，同时保持自己处在易受伤害的距离之外。这种远程杀伤的理念在 20 世纪随着无人机的发明而到达了顶峰，那是一种无人驾驶的飞机，可以由身在几千公里之外的人员操纵，对敌人进行杀伤性打击。

杀戮狂热

在绝大多数人类社会形态中，无论原始的还是现代的，暴力都毫无区别地肆虐其中，我们可以通过历史上的无数屠杀、活人祭祀、残酷刑求以及浴血的战争中体会到这一点。战争通常被认为是一种文明开化社会的现代"发明"，但考古学的发现却得出了相反的结论，很多原始人类生活的重要组成部分就是与邻近群落之间不断进行的战争。举例来说，古代努比亚的杰贝尔·撒哈巴坟堆是距今 1.4 万年的历史的墓葬遗迹，其中发掘出的枯骨中有 40%（包括男人、女人和儿童）的骨骼中嵌有石片或石弹，说明这些人是经受暴力致死。

如果说以获取食物或赢得战争为目的而施加暴力可以得到我们的

理解，但文明史中还有着一些更为神秘且恐怖的部分，即人类总是有一种乐见其同类遭受痛苦折磨的欲望。从还没有历史记载的时期，类似五马分尸、车裂、钉十字架、楔穿刺、活剥皮这样的酷刑就一直在用来惩罚重罪犯人，以便获得定罪的证据（认罪证供或是揭发或有的同谋），甚或纯粹出于一种更加令人胆寒的虐待欲望，乐于看着人们饱受痛苦折磨（见154页文框）。酷刑使人吐露实情的功效实际上是被大大高估了的，折磨通常只能使人"炮制"出逼供者所要求的答复，与真实性基本无关。比如说，在中世纪，供状本身就被看作可以判定被告有罪的无可辩驳的罪证，因而很多用于"问询"的精妙技术应运而生，用来从被告口中抽出些"诚实"的忏悔，而不管这些忏悔是来自于水刑（给被告灌下几公升的水）还是杖笞（用木制重板打断手脚）。不用说，这些"证供"的价值很值得怀疑，因为被告的正常反应往往是说出任何事情来阻止难以忍受的痛苦。更令人不安的是，

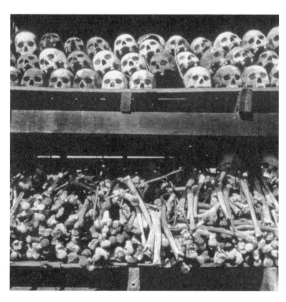

波尔布特红色高棉时期的受害者遗骸

恐怖的死法

虽然说各种酷刑手法都会带来无法忍受的痛苦，但其中三种——车裂、钉十字架以及楔穿刺则由于其极端的残忍表现而尤显突出。意图谋刺法王路易十五而被判处车裂的弗朗索瓦·达米安，处决执行书上是这样描述他所受的酷刑的：

……将其置于架上，以铁钳固定其乳头、手臂、大腿、小腿上柔软部分，将其所犯行弑君亲的利刃在硫磺狱火中烧红，令其以右手紧握之；与铁钳固定部位以熔铅、滚油、树脂、熟沥青、硫磺将之黏合融为一体；随后以驷马牵引之以致尸身断裂，其尸体即刻火焚，消解成灰，扬于风中。

这种酷刑在实施过程中远比描述的更为惨厉，尽管受刑人所受的苦痛已经到位，但即使是六匹马的力量施于其身，四肢也并不是那么容易就能从身体上脱裂开来的，刽子手不得不再去将其肩膀和大腿割开，以便使其四肢撕裂，完成整个行刑过程。

大约公元前七世纪由波斯人发明的十字架酷刑是另外一种残忍的处刑方式，选择这种方式是希望死亡的过程能尽可能被延长，使犯人受尽极致的痛楚和侮辱。受刑的犯人一般先进行拷打、鞭笞，然后用绳索或铁钉固定在十字形的支架之上。由鞭笞造成的伤痕，还有铁钉造成的组织损伤都会对人造成钻心的剧痛，但更加残忍的是其并不伤及重要的器官，因而受刑者的痛楚将会延续很长时间。受刑者的最终死因似乎通常决定于处刑环境及其体质状况，机体衰竭、脱水和失血过多引起的缺血性休克以及窒息是其中最常见的几种。

古罗马人在镇压地方性叛乱时常采取这种刑罚手段，这些处刑过程有时会达到令人难以想象的恐怖程度。公元前71年，克拉苏平复了斯巴达克斯领导的奴隶起义，并沿着两百多公里长的亚壁大道（罗马古道）将6000多名涉案奴隶钉在十字架上，一路排开直通到罗马城下的卡普阿。尽管如此，到今天为止，对世界历史产生最大影响的处刑事件，仍是拿撒勒的耶稣所经受的十字架之刑，对于诸多天主教徒来讲，其在十字架上的献身被理解成了救赎世间人类的罪恶而作出的自我牺牲。

楔穿刺应该是唯一一种比车裂和钉十字架更加恐怖的刑罚方式了。这种刑求技术在瓦拉几亚王公、被后世称为"采佩什"（穿刺公）的巴萨拉布家族的弗拉德三世（1431-1476）统治时期被大规模地使用，方法是将一块木质的楔子（刑桩）刺入受刑者体内并立于地上，身体的重量会使木楔慢慢地插入身体并洞穿而死。有时这种刑罚桩尖为钝圆，从受刑者肛门插入，并缓慢地插入其身体，直至最终从胸部、肩部或是口中穿出，这期间可能会经过数日的时间，死状极端恐怖。这样我们大致可以理解这位大公所引发的恐怖，以及当穆罕默德苏丹试图进攻瓦拉几亚时所感到的寒意：

……当身处一片林立刑桩的丛林中时，他无法抗拒恐怖所带来的强震；在绵延两公里的场地上，挂着两万余名土耳其人或保加利亚人，有些插在桩上，有些钉在十字架上。在其中，一个高耸入云的桩上，可以看到哈姆扎·帕查，仍然穿着他那紫色丝绸质地的恢弘大氅。我们看到孩童的尸体依在母亲尸体旁，在他们暴露的内脏旁边，乌鸦开始筑起了巢穴。在目睹这一幕惨状之时，懦弱的苏丹高呼道：面对一个能在其国家做出如此宏大恶业的人，一定是个极会利用威权和统治手段的君王，我们绝无可能将其猎获。不过，可能是后悔不该将其私下里的想法暴露出来，他又加上一句：但犯下如斯罪行的人，绝不值得尊敬。（卡空提尔：《希腊帝国的衰亡以及土耳其帝国的崛起》，1577 年）

由于其父王弗拉德二世被称为"龙伯爵"（弗拉德·德拉古），"穿刺公"弗拉德三世也就被称为"少龙伯"（德拉库拉，罗马尼亚语的"小龙"），这个绰号正是后来布拉姆·斯托克在其 1897 年创作的小说中嗜血主角的来源。

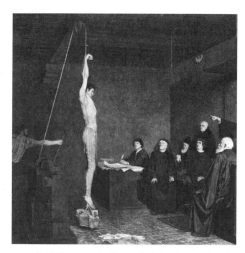

1450 年前后，在法庭成员面前遭受刑讯逼供的被告人（根据 A. 施泰因海尔的画作制作的雕版作品）

这些暴力有时候是披着高贵的外衣（或至少是以威权的观点所评判的"高贵"）而准予获得执行的。在宗教裁判所时期，甚至天主教会也不时会动用酷刑手段。

人类可能是自然界中最怕死的动物，而尤其吊诡的是，他们同时也是最肆无忌惮地虐待自己同类并引致同类死亡的动物。这种杀戮的狂热在爆炸物和火枪的发明之后变本加厉。

用粉末放火

如果说冶金技术的发展推动了致命冷兵器的发展进程，那么火药的发明则为人类通过暴力满足欲望带来了一个重要的转折点。种种证据表明，这种由硝石（硝酸钾）、木炭、硫磺所组成的"黑火药"，最初是由中国人在唐朝（约公元 9 世纪）发明的。他们更多的是将黑火

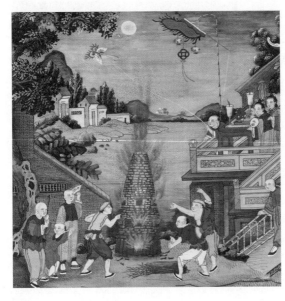

一幅绘画作品描绘的古代中国人正在放焰火庆祝

药应用于焰火娱乐方面（将这种黑火药塞在竹筒中制造出"爆竹"来进行取乐）。不过，过不了多久，人们就发现了当这种粉末用于高速发射弹药武器时可产生的强大杀伤力。在五百多年间，这种火药是人类所发现的唯一一种爆炸物，火炮的出现彻底地改写了战争的规则，不管是进攻的策略，还是面对这种威力强大的火器时进行有效防御的工事建造方面，都要发生重大改变（见本页文框）。

这种在自然状态下完全惰性的简单粉末，何以在火焰加热的情况下会产生如此强大的爆炸？在正常状态下，一个物体的燃烧是受空气中可供其消耗的氧气含量限制的。也正是由于这个原因，火势往往会被风煽动得更旺；若是切断了空气来源，则会立刻完全熄灭。而火药的机巧之处就在于，它们同时含有可燃物和助燃物，也就是说在燃烧

种子岛

火枪对于终结日本内战不息的战国时代起了至关重要的作用。1543年，一艘载着葡萄牙船员的中国船只在日本南部的种子岛搁浅，船上载有当时非常流行的武器：火绳银弹枪。在只依赖白刃（武士刀、弓箭、长枪）作战的日本武士军界，这种武器还是非常陌生的。在1575年6月29日发生的长筱之战中，织田信长和他的盟友，未来的幕府将军德川家康，利用3000人的火枪队连续发起三轮进攻，消灭了强大的武田家族骑兵，并在最终统一日本的决战中获取了胜利。黑泽明1980年的电影《影武者》描绘了这些"种子岛铁炮"在长筱之战中的使用，对于火器的威力特别是其对于历史进程的影响，给出了一个很有说服力的案例。

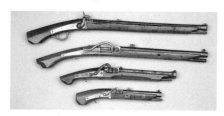

的同时，即使没有空气供应，维持其燃烧所需的氧元素也会得到充足供给。比如说在黑火药中，氧通过硝石（硝酸钾）得以供应，在有高热源的情况下，通过对木炭中的碳原子和硫磺进行氧化而形成二氧化碳和氮气[1]。

黑火药能够在很短的时间内以热量的形式释放出大量的化学能，从而将化学反应中生成的气体提升到高温高压状态，剧烈膨胀而引发爆炸。在这个过程中所产生的热量加上气体膨胀的能量，可以造成速率达 400 ～ 800 米 / 秒的强大冲击波。如果这种爆炸发生在一个密封的空间内（如炮膛、弹匣中），释放出的能量足以将弹药以一个相当惊人的高速射出。虽然很久以前黑火药就已经被拥有更高性能的硝化火棉或硝化甘油所替代，其本身只应用于烟花爆竹制造业，但今天仍有大量手工制作的土法爆炸装置采用与黑火药相同的原理。举个例子说，硝酸铵 (NH_4NO_3) 是一种与硝石结构相近的分子，通过与剂量相当的可燃物相混合，即可用来制造破坏力惊人的爆炸装置。硝酸铵是一种非常易得的助燃物质，在很多种化肥中随处可见，因此特别是在阿富汗，它们被塔利班武装用于配置杀伤力很强的炸弹，以对抗北约军队的士兵们。在美洲，因在 1995 年由提摩西·麦克维在俄克拉荷马州联邦大厦制造的爆炸案中所起到的致命破坏作用，硝酸铵蒙上了广为人知的恶名，此次袭击事件造成了 168 人死亡，其中还有该大厦内托儿所中的 19 名幼儿。

打击力度

由于武器的首要功能是以最快的速度驱动一个独立物体将猎物或

1　其化学反应方程式是：$10KNO_3+8C+3S{\longrightarrow}2K_2CO_3+3K_2SO_4+6CO_2+5N_2$

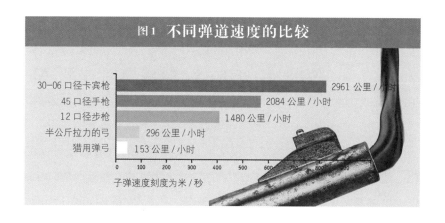

图1 不同弹道速度的比较

30-06 口径卡宾枪	2961 公里 / 小时
45 口径手枪	2084 公里 / 小时
12 口径步枪	1480 公里 / 小时
半公斤拉力的弓	296 公里 / 小时
猎用弹弓	153 公里 / 小时

子弹速度刻度为米 / 秒

是敌人致死（或制服），爆破性混合物的发明则是通过大幅提高打击速度和投射射程，使人类在兵器史上又向前迈出了一大步。举个例子说，即使是最好的弓箭手也很难射中 50 米以外的目标，这是由于地心引力的影响必然会将箭矢拉向地面的缘故；但有些非常有天赋的狙击手能够击中距离阿富汗联军 2.4 公里以外的目标。

现代枪支的子弹由三个核心部分组成，引信、爆炸性填充物以及子弹本身，密封在一只弹壳中。当扣动扳机时，弹簧运动激发子弹引信区域中少量爆炸物质的点火，从而迅速点燃了其近旁的可燃物，也就是字面意义的"引火的药"。这个燃烧过程先是比较缓慢（为了避免武器在开枪者手中爆炸），而随后逐渐地加速以致最终产生出相当量的气体积累，并推动子弹向弹道口的方向高速射出。这种推动子弹射出的爆炸是在空间非常有限的武器弹道中发生的，因此当子弹从枪口射出后，爆炸的压力迅速得以释放，也就发出了枪支所特有的标志性的"砰"的巨响。

从物理学角度看起来，与这种运动相关的能量，我们称之为"动能"，可以通过公式 $E=\frac{1}{2}mv^2$ 来计算，m 代表物体的质量，而 v 代表其速度。根据这个公式，如果我们将子弹质量提高一倍，其产生的能量会增大一倍。但是，如果我们将发射速度提高一倍，其产生的能量就会提高四倍。子弹的发射速度与其中所装有爆炸物的量（和燃烧效率）直接相关，因此那些需要超长射程或是需要更深入穿透体质坚固的大型动物（如大猎物）的子弹，往往会比射击较近目标的子弹拥有更大的体积。

不过，弹药的打击力度不仅能通过提高子弹的射出速度得以优化，还可以通过提高子弹射向目标的频率达到目的。在这个方向上，作为枪械发展史上的又一个转折点，理查·加德林（Richard Gatling）于 1861 年所发明的机关枪标志着一轮狂热升级的开始。各种改进式的连发手枪、突击步枪，以及其他可间歇调控频率射出几千发子弹的自动及半自动武器，令敌人完全没有任何活动的机会。这些和炸弹、地雷、手榴弹等其他爆炸装置一样能够以致命的投射物封死整个空间的武器，已经彻底重新定义了作战方式，使得人们无需费力进行精确的瞄准就可以近乎盲目地消灭对手。

枪击杀害

现今时代，据统计约有 6.88 亿轻型枪支散布在世界各地，其中59% 是民间持有，38% 是军用持有，3% 由警员持有，1% 掌握在非法集团手中。据估计，每年共有 30 万起死亡事件与持枪冲突有关，另有 20 万起源于民事纠纷的死亡也都来源于上述的这些枪支。

枪支造成死亡的几率取决于四个因素：1. 子弹射入体内的深度，以及是否触及重要器官；2. 器官受伤程度，这主要是由与子弹口径大小相关的空腔（永久性空腔）引起的；3. 产生的临时性空腔，这是在子弹经过的过程中动能传播所造成的；4. 子弹或碎骨所产生的碎片也会损伤脏器（仅在高速子弹的情况下才会出现，图 2）。在所有这些因素中，子弹由身体的哪个部位进入身体及其达到的深度（永久性空腔），是决定枪伤严重程度的最重要参数。临时性空腔在枪伤中通常扮演着较为次要的角色，因为大多数的人体组织具有很强的弹性，足以吸收枪击引起的振荡从而很快恢复其原所在位置，不会造成过大的损伤。不过，肝脏、脾脏等这些不具备弹性的组织，或者类似大脑这样的极端脆弱的组织，是可以被这种临时性空腔破坏的。

与我们所想象的不同，使用枪械是很难迅速制服一个人的。例如，由于我们看了太多不靠谱却喜闻乐见的影视剧场景，使我们对于这些枪械武器有着一种顽固的见解，那就是这些家伙应该具有一种强悍的"制动能力"（stopping power），就好像对着某个人开一枪，对方一沾到子弹就会立即向后倒下。这种反应是毫无道理的，因为枪支在受害者身上能够施加的能量基本与一个棒球所能做的不相上下，固然会造成非常令人不愉快的震感，但绝不至于使一个 70 公斤重的成人倒退几米。不过，我们也知道很多人在被子弹击中的一刹那即刻卧

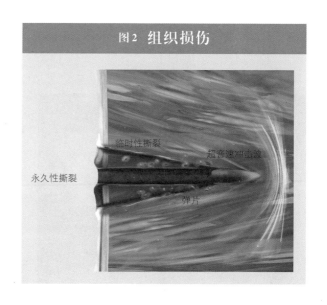

图2 组织损伤

倒在地的情况，与其说那是生理反应，不如说是一种心理反应，是在面对危机时本能所驱使的蜷缩身体的行为。这种心理上的作用，可以通过观察处于毒理状态（醉酒、嗑药）的人们在受到枪火震撼后从不会倒地这个现象明确地得到证实；这种认知麻木使他们在处于暴力环境时更加容易受到伤害。

我们说用枪支一般不太可能当场制服目标对象的原因，很大程度上是由于要想精确地瞄准人体上可以当即致命的部位实在是太难了。不管流传得如何夸张，一枚射入身体的子弹一般情况下最多能破坏 50 克左右的组织，只要枪击部位不触及可能直接导致死亡的关键器官，这个量对于一个 70 公斤重的成人来说几乎是可以忽略不计的。实际上，如果想要用枪立即解决掉某目标，必须伤及其神经系统（大脑或脊髓），或是通过破坏其血管或心脏造成大出血。对于后面那种情况，死亡也不是说来就来。实际上，在被一发子弹彻底摧毁心脏的情况下，即使血液流动完全被中断，大脑中仍然会留有足够多的血液，足够支撑身体自主运动达 15 秒之久，对于面对歹徒的警察来说，这一点点时间会是极其惊心动魄的，特别是歹徒往往处于一种特殊的心理状态（生存本能、嗑药发作、攻击性人格等），会引发一阵暴

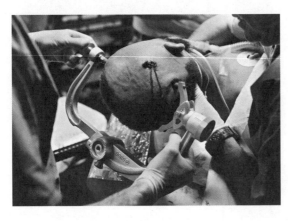

实施立体定向手术以取出
脑内子弹前的准备工作

发性的体能反应，很有可能会盖过枪伤所引发的消耗。明显地，当机体里长时间有异物存在的时候，会引发一系列的并发症并最终带来死亡；伤者的生存时限由受伤器官的重要程度、失血速度以及伤口病理性微生物感染的情况共同决定。

综上所述，枪支所造成的暴力死亡大多数是由于对于神经系统的直接伤害（子弹击中大脑或脊髓），或是由于破坏主要血管而引发的大出血而导致。这些效应与子弹的特征（特别是其速度和在机体中的穿透力）紧密相关。对于我们绝大部分人来说，虽然被枪支射杀或是被白刃谋杀的几率都非常小，但仍然要引起注意的是，在我们的日常生活中，有些常见的物体同样具有强大的破坏力，从物理层面看起来，与枪弹的作用非常相似。汽车就是非常典型的一个例子。

致命撞击

公路交通事故每年在全球造成 120 万人死亡，14 万人受伤，以及 1.5 万人残疾。令人吃惊的是，在我们所处的汽车无处不在的发达工业社会中，我们安然地认为这种事故是无可避免的并加以接受。其

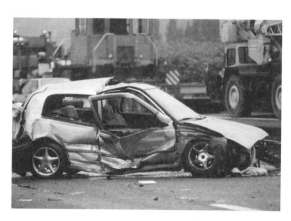

绝大多数的车祸事故，只要改变一些驾驶习惯就可避免

实，其中绝大多数的事故，只要改变一些驾驶的行为习惯就可以避免。不用说酒精固然是提高事故风险的决定性因素之一，但汽车制造商一再在广告中标榜的过高的行驶速度是另外一个重要的因素。在这之上，如果加上行车过程中分散注意力的那些愚蠢行径，如打手机、发邮件或短消息，在堵车时看报、吃东西、化妆等，我们就能得到一个完美的行车风险行为大全。

交通事故通常是致命的，这是由于撞击中会对身体产生的巨大应力。在实践中，与交通事故相关的伤害严重程度是由伊萨克·牛顿在三个世纪以前公布的物理学基础三定律所决定的（见本页文框）。

根据牛顿第一定律，在迎面撞击发生的那一刻，每一名乘客都同时继续保持着与汽车行驶速度相同的移动速度，而在没有系好安全带的情况下，会造成整个身体被干脆利落地抛射出去。真的是必须要不怕麻烦把安全带系好：如果汽车在 80 公里 / 小时的速度下发生碰撞

牛顿运动定律

惯性定律：运动中的物体在外部所受合力为零的状态下将一直保持匀速直线运动。

动量定律：物体所受外力的合力大小相当于该物体的质量与其加速度的乘积 (F=ma)。因此，减速越快（速度减低到零的实现时间越短），人体所受到的应力就越大，因而在交通意外中受到严重损伤的风险也就越大。

作用与反作用定律：当一个物体施加力于另一物体时，自身会同时承受一个强度相等但方向相反的力。换句话说，在一次撞击中，汽车由于骤然降速所施加于障碍物上的冲力会以同样的强度由障碍物施加在汽车上。

器官（质量单位为公斤）	冲击视重（单位公斤）		
	36 km/h	72 km/h	108 km/h
脾脏（0.25）	2.5	10	225
心脏（0.35）	3.5	14	31.5
大脑（1.5）	15	60	135
肝脏（1.5）	18	72	162
血液（5）	50	200	450
全身总重（70）	700	2800	6300

图 3 速度的冲击力

数据来源：乔·艾博年《多重创伤治疗（2002）》

的话，只需要 0.07 秒的时间所有的乘客就都会撞在方向盘或挡风玻璃上。我们的内部器官也服从同样的定律：当我们的身体突然间停止运动，每个器官却都还在以固有的速度持续运动，所以在遇到突然减速后将通过动量的影响获得一个远远高于原有质量的"视重"（图 3）。当速度差控制在 20 公里 / 小时时，一般不足以造成重大的损伤。而相反地，若速度差达到约 36 公里 / 小时，器官就会产生严重的损坏，以此类推，受严重伤害的风险将随着速度的提升显著地增加。

在速度骤减之外，决定撞击严重程度的更为明显的因素，是行进中的车辆所撞击到的障碍物的材质。擦上一个积满雪的路沿和正面猛撞一道水泥墙所造成的损伤必然是不同的。通过物理学定律可以计算出，以 50 公里 / 小时行驶的汽车在受到猛烈撞击时可以产生的能量可达 45 吨左右。

颅脑损伤是交通事故中最严重的后果，在 45 岁以下加拿大人的死亡原因中排名首位。虽然大脑被完好地镶嵌在颅骨腔中，有多层高强韧性的组织进行保护，但这仍旧是一个可以活动的器官，撞击可能会导致突如其来的位置变动，并与颅骨内壁产生强烈撞击（图 4）。

图4　颅脑损伤示意图

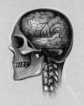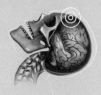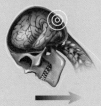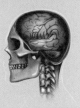

中性体位：撞击之前　　撞击发生：原始冲力从　　反弹冲撞：脑后部与后　　脑损伤：撞击和反
　　　　　　　　　　　身后传来，脑前部与前　　脑颅骨内侧发生撞击　　弹后脑的损伤情况
　　　　　　　　　　　部颅骨内侧发生撞击

创伤的严重程度通常是与撞击力度成正比的。例如在脑震荡的情况下，撞击往往会导致数秒乃至数分钟的知觉丧失，此后伤者可能会感到眩晕，并短暂失去视觉或平衡感。在有身体接触的体育运动中，这种脑震荡是屡见不鲜的，发生这种情况的运动员将会需要一段较长时间的休养期（甚至会为其运动职业生涯画上句号）。至于脑挫伤则是比脑震荡更为严重的情况，因为这种伤害往往伴随着组织受损，会引发脑内出血，形成脑积液（脑水肿）并可能会伤害神经细胞（见第五章）。这种情况异乎寻常地危险，因为血液聚积并凝结后会形成脑血肿。在这种情况下，伤者通常开始会感觉持续长达数小时的疼痛，甚至延续到事故发生后数天（剧烈的头痛、失去平衡感、行动怪异失常），并随后陷入死亡式的昏迷状态中。在某些最严重的情况下，撞击会造成颅骨腔开裂，这种骨折也有可能会引发脑内血液的积聚，甚至会对脑组织造成直接损伤。

颈椎错位 (rachis cervical)，法语又称为"兔儿脖"（指用来宰杀兔子时采用的扭颈方法），也是公路事故中（特别是在追尾的情况下）常见的情形。这种形式的撞击会引发颈部的过度拉伸，随后引致过度屈曲，这样来回来去的剧烈运动自然会导致颈椎断裂。如果发生错位的偏巧是第二节颈椎，那么此处脊髓的断裂可能会波及支配横膈膜运动的神经，而横膈膜是调节自主呼吸的关键器官，于是受害人就会很快死亡。如果脊椎侥幸没有受到损伤，那么受害人可能存活，但通常会伴发永久性瘫痪。

骨盆或股骨骨干的断裂也是公路事故中非常常见的病例。这些往往由于乘客撞上仪表盘所导致的骨折常常会导致大出血，如果出血没能及时得到控制，很可能会因低血容量性休克而死亡。

与枪击情况相似，出血性休克（特别是由胸腔创伤引起的）以及颅脑损伤是公路事故（其实任何事故都一样）致死率最高的两种原因。如此说来，汽车基本可以与火枪射出的子弹一起被看作是拥有真实杀伤力的投射物，但不幸的是，汽车所杀死的人要比子弹杀死的多得多。汽车制造商们普遍都以赋予汽车高性能和高速度为至高荣誉，与此同时，舒适感、驾驶舱的噪音隔离，以及行驶的平稳性都使我们

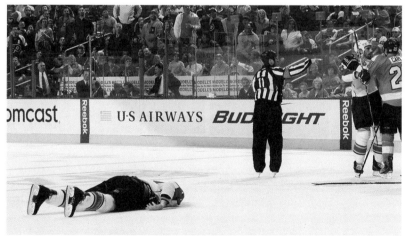

一场冰球比赛中，在与费城飞人队的迈克·理查德发生猛烈撞击后，佛罗里达美洲豹队的大卫·布斯受伤倒在冰场中

不能准确地估计汽车行驶的真实速度，以及其中涉及的物理定律的作用效果。另外，在驾驶过程中会分散我们注意力的事物有很多，比如手机、车载电脑、电子邮件以及繁复的操作选项。我们经常会无视车辆行驶的超高速度一旦经传化后可达到数吨的能量；我们也常常会忘记，与我们这个由一些脆弱的组织所构成的人体相比较起来，汽车所能带来的破坏性是万分惊人的。

第九章

不寻常的戏剧性死亡

Morts inhabituelles et spectaculaires

> 鸿毛遗兮，所谓此生罢众人罢，先散之者，
> 樱花凭风入夜。
>
> ——三岛由纪夫（1925～1970）

荣誉还是死亡

上面这首诗是 1970 年一位伟大的日本作家在以切腹的方式结束自己生命之前一刻所留下的，展现了东方和西方在看待死亡的态度上有着多么大的差异。我们总是一厢情愿地强调死亡的悲剧性甚至是死亡的不公正性，但以日本传统的眼光看来，更加看重的则是生命的无常性。死亡在他眼中被看作是同树上的花朵落下一般寻常的事件。

从历史上看，切腹是这种对于死亡的超然态度的典型体现，在日本通常称为 "hara-kiri"（剖腹自尽），这是在战士荣誉守则（武士道）的标准下蒙受了侮辱的武士们采取的仪式性的自杀程序。武士道从字面意义上看，指的是 "战士之路"，即一种所有战士无论是在战场上

还是在日常生活中都必须遵守的道德准则。这种通过武士家族之间代代相传至今的不成文的准则，是建立在佛教基本理念之上的，包括对他者的尊重，对自然的热爱，对命运的信赖，以及对世间无常的安然面对，其他还包括勇气、正义以及对于主人的绝对忠诚。

只要有其中一个原则被打破，武士宁愿死去也不肯苟活于世。在一场禅坐之后，写下绝笔诗（辞世·じさい），武士身穿白色和服，用一匹白巾将自己短刀（脇差）的刀刃缠好，猛然将短刀从左肋下与肚脐水平的位置刺入腹部，然后一直划开直至腹部的另外一端。在某些极端情况下，他还有可能从下到上垂直地补上一刀，导致内脏露

47 名浪人《忠臣藏》

浮世绘：一位准备切腹的武士

47 名浪人的传说是日本家喻户晓的民间故事之一，在著名浮世绘版画师歌川国芳（1797–1861）的妙手之下得以永垂不朽。这部名为《忠臣藏》（或《假名手本忠臣藏》）的史诗，为我们描绘了武士道的典型面貌。

故事上溯到 1701 年，地方领主浅野内匠头由于与另一位领主吉良发生冲突，而被将军判处自杀之罪。浅野家的资财都被充公没收，手下的武士也都成了浪人，也就是"无主之人"。

在经过一年的精心筹备之后，47 名对浅野领主最为忠诚的武士终于成功地实施了复仇计划，攻破了吉良的城郭，并将之刺杀。随后，完成了报效浅野的忠良义务，全部浪人集体自首，随后均以切腹仪式自杀。这 47 名浪人在今日东京市中心的一座寺庙中得到供奉，并仍然受到人们的敬仰。这个故事表现了为捍卫荣誉信仰而做出的个人牺牲，这正是日本民族精神中的一个独特部分。

出，并切断肠膜动脉或腹主动脉等主要血管。毋庸置疑，这种痛苦是令人瞠目的，因此这种形式的自杀需要有一个助手（介錯）在旁，此人通常是死者的好友，在此时刻用其长刀（かたな）迅速将死者的头颅割下，以便了断其痛苦。要让西方人接受这样的一种仪式有一定的难度，但是在封建时期的日本，切腹是英勇无畏精神的标志，那些由于决斗失败、背叛行为、重伤不治等感觉荣誉受损的武士们可以通过这种方式终结自己的生命，从而保住自己的荣誉。

吊颈的绳索

若有别害，就要以命偿命，以眼还眼，以牙还牙，

以手还手，以脚还脚，以烙还烙，以伤还伤，以打还打。

——《出埃及记》21 章：23～25 节

由国家权力主导设立的一套刑事审判体系，是维持人类社会秩序的一个重要环节。通过赋予国家专属的暴力行政权力，这种体系可以减少因私仇而导致的冤冤相报事件，并建立一套独立的司法正义，以确保人民整体的共同福祉不受侵害。上述引文中所提及的所谓"同态复仇法"（以牙还牙的报复法）是意图建立这样一种司法系统的初步尝试，随着时间的流逝，这种司法正义体系也不断在得以精练和完善（谢天谢地）。不过，没有哪种公义体系能做到完美无瑕，因为其所维护的"公正"是直接为统治集团的意识形态服务的。不幸的是，这种国家暴力被滥用的例子数不胜数，其展示政治威势的目的经常是在其国家机器所宣誓保护的人民中营造一种恐怖的气氛。直到今日，有些极权国家仍会采取处死反对其统治的"罪人"，以确保对其人民的绝对控制。

环首死刑长久以来（今天在某些极权国家中仍然）就是处决犯了严重罪行、足堪一死的犯人们的首选方式。这种行刑方式非常高效，但在不同的执行过程中有时仍会表现得非常残忍。事实上不同于我们平常所想象的，在大多数情况下，绞刑的死亡并不是因为空气被堵塞无法被吸入肺脏而导致——因为有软骨环在严丝合缝地很好地保护着气管，要想通过阻止呼吸道空气流通引致死亡，必须要施加一个非常强大的作用力才行。通常情况下，紧套在脖子上的绳索主要是根据压迫感的强弱而影响着大脑与全身肢体之间的血管连通，有时候血管上的压力并不足以引发受刑者的迅速死亡。在历史的长河中，多种环首死刑方式被创造出来，其中最常见的有以下几种：

无坠落绞刑

让罪犯的身体从一个较低的高度坠下，其身体的重量使环颈的绳圈迅速勒紧。这种方式在很长时期内都是唯一的绞刑行刑方式，直到今天仍在如伊朗等国家中继续施行着。上吊也是世界上很多地区的人们优先选择的自杀方式，特别是在东欧国家，在那里90%以上的自杀行为都采用了这种方式。

由这种上吊的方式引发的死亡，在各个方面都与勒杀的情形很相似，除了在颈部所施加的绞力是来自于自身的重量（在勒杀的情况下这种压力则是来自于手，通常是杀手的手）。对于一些运气不佳的受刑者，他们所受到压迫的部位是颈静脉，只会阻碍血液从头部回流到心脏。这种血管阻塞会造成血液在头部的淤积，通过脸部的肿胀发绀很容易可以辨认出来，同时也会在脑中形成水肿，最终会导致失去知觉。在失去知觉之前，大多数人会经历很长时间的令人心悸的痛苦煎熬，这时那些受刑者会在绳索下疯狂手舞足蹈一番才会咽气。这些绞刑经常被当众举行，以起到"警示效尤"作用，这些"吊死鬼之舞"

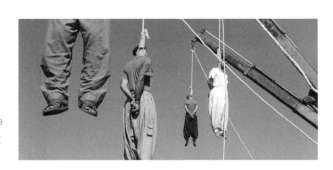

2007 年 9 月 5 日伊朗希拉市被公开绞死的四名罪犯

对于好事者来说反而成为了一种喜闻乐见的消遣。有一种短吊绞刑的变体形式称为悬吊，这种方式下，受刑者是借助吊车之类的机制被提举到空中的。导致死亡的机理基本上与标准绞刑是完全一样的，仍然是自身的重量使绳索收紧而加大压力。

相反，如果绳索压迫的位置刚好是颈动脉部分，会立刻阻止血液由心脏入脑，那么人很快就会彻底丧失知觉。对于颈动脉的压迫同时也对于颈动脉体产生一个压力，颈动脉体是位于颈动脉分叉处的一个富血管结构，具有精确测定流向大脑的血压的特殊功能。这种感知器将绳索带来的压力视作一种血压的异常升高，于是迅速产生反应，立刻将心跳节律降低以解决问题，这在极端的情况下，会导致心脏的骤停。对于颈动脉的压迫一般会在 6 ～ 15 秒之间引发知觉丧失，一般会在此后 5 分钟内死亡。武术中有一些招式（当身）也是攻击人体的这些薄弱环节，在日本空手搏击界的大师们手下，伴随着一声长啸（気合），通常都是一招致命的。

坠落式绞刑

这种处决方式是为了使行刑手段更为"人道"，目的在于以最快的方式引致死亡，并由此避免标准绞刑可能引发的不必要的痛苦

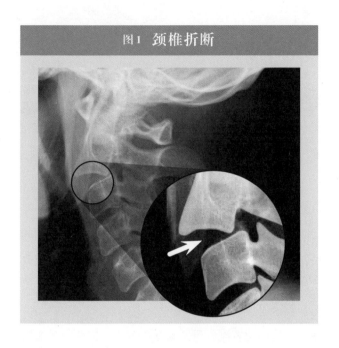

图1　颈椎折断

折磨。受刑者脚下的陷阱装置会出其不意地打开，使其身体从一定的高度坠落下来，当绳子拉直时，正在加速的身体猛然被脖子上的绳圈强拉急停，引发脊髓的断裂，从而快速引发死亡。不过在实际操作中，这个下坠的距离通常是与犯人的身高相同，常常不足以切断颈椎关节，最后受刑者还是被勒死的。相反，若是绳索过长，则有可能导致绞刑犯的头颅彻底脱落，死亡固然是够快，但其死状过分恐怖会对行刑者造成心理创伤。为了避免极端情况的发生，一名英国刽子手（威廉·马伍德）在1872年创立了一种根据受刑人的体重计算所需坠落长度的方法，这种"精确计算的死亡"使得作用在脖颈上的力集中促使第二颈椎节脱臼，从那时候起这种死亡方式就被称为"刽子手的勾魂令"（今天经常在某些汽车事故中见到类似的死法）（图1）。

致死的药品

幸福就是无休止地渴望自己所拥有的东西。

——圣奥古斯丁（354～430）

哺乳动物的大脑容量增加所产生的一个最古怪现象，就是脑多出了一项功能，即能够从头到尾地编排一套虚拟现实，构造一个虚构的世界，并通过稀奇古怪的梦境的形式在睡眠中表现出来。很难具体地衡量这种梦境对于人类心理的影响是什么样的，不过有一点可以肯定，这种情况表明了大脑处于过度活跃的状态，似乎其潜在能力远远超过了现实赋予它的生理功能，日常遇到的现实世界已不能使它得到满足。也有人认为梦境的出现与大脑正在进行累积信息分类、永久性记忆储存以及筛选有意义数据的程序有关。

人脑从现实的边境线上不断寻求突破，这从神经药物在历史上的重要地位可见一斑。无论其作用是使灵敏度提升（古柯叶、烟草、咖啡），改变看待世界的角度（酒精、大麻、鸦片），还是借助视觉和听觉所产生的幻象直接抵达完全独立的一种意识状态（致幻蘑菇、仙人球毒碱、依波加、死藤水），在所有文化中都曾通过各种形式赋予这些物质某种特殊的地位，其目的或是在于医疗作用或是出于宗教意图。

在所有有记载的神经刺激类药剂中，一种特殊品种的罂粟属植物所产生的乳汁在很久以前就被认为是改变身体知觉状态的最有效药剂。公元前3000年的苏美尔人将之美誉为"快乐草"，这种罂粟在公元前1500年的埃及医学纸草《艾博斯手卷》（*Codex Ebers*）中就已作为一种"让新生儿停止啼哭"的药剂（绝对非常见效）得到记载。希腊人也为这种罂粟的神经刺激功效投入了很大热情，不仅因为它可以缓解疼痛，而且还可以促进人与神的交流。同时，根据希腊神话中的传说，希普诺斯（Hypnos，睡神）与他的儿子摩耳甫斯（Morphée，梦神）的形象总是手持一捧罂粟花朵，为了随时散布给人们以使他们获得安稳的睡眠以及甜蜜的梦乡。

这种罂粟花汁更为人熟知的名称是"鸦片"，它是一种复杂的混合物，包括多种植物代谢物（糖、脂肪、蛋白质、凝胶、植物蜡等）以及六十多种生物碱，其中最知名的一种就是吗啡（占10%～15%），以及可待因（1%～3%）、那可丁（4%～8%）、罂粟碱（1%～3%）、蒂巴因（1%～2%）等。除了蒂巴因（二甲基吗啡），所有的这些分子都拥有出类拔萃的镇痛作用，可以有效地消解疼痛症状。特别是吗啡，在今天仍然是一种可用来缓解极度重症患者（尤其是癌症晚期）疼痛的不可或缺的药剂。

吗啡的这种镇痛效应来自于其模仿内啡肽活动的能力，内啡肽是脑内的一种神经递质，用来对疼痛感做出反应。这些内啡肽（包括脑啡肽、强啡肽原和阿黑皮素原）主要与位于大脑边缘系统处（情绪发源地）的一类受体结合，引发愉悦、放松、无畏的状态以及超强耐痛性（在疼痛感之外，接受磨炼的时候，以及产生类似性高潮的强烈感官刺激的时候也都会释放出这种神经递质）。锁定了这些内啡肽受体，吗啡并不就这样封锁掉对于疼痛的反射机制，而是封锁掉对于这种疼痛的主观感受：人在摄取吗啡之后，仍能正常地意识到疼痛感的存在，但是可以对其表现得完全不当回事。

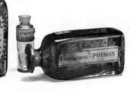

瓶装鸦片酊

内啡肽在我们的"情绪健康"中起着重要的作用，无怪乎吗啡等鸦片提取物在激活快感通路的时候会使大脑产生快感。这样也就完全能够理解随着时间的流逝，对于鸦片的消费需求会不断地持续增长！在 16 世纪，炼金术士帕拉塞尔苏斯（1493—1541）发现将鸦片提取物与酒精（白兰地）混合会产生一种非常有效的治愈性神药，他将之命名为"鸦片酊"（Laudanum），这个名字来自于拉丁语的"laudare"，意为"租赁"。从其诞生之初直到 19 世纪，这种包治百病的神药获得了大众的普遍欢迎，它是可以治愈无数生理失调性疾病的唯一药方，从流感到心脏病无所不包，鸦片酊甚至被某些缺乏耐性的父母用作安抚孩子的灵药。

不幸的是，反复使用鸦片制剂的一个后果，就是会产生严重的依赖性（见 178 页文框）。在帝国（特别是大英帝国）殖民地的积极推动下，鸦片供应丰沛，以致幻剂成瘾成为 20 世纪严重社会问题的代表。"哦，公正的、明察的、全能的鸦片啊，你握着天堂的钥匙！"波德莱尔写到（1860 年《人造的天堂》）。这是这种药品在那个年代受到广泛欢迎的一个绵远回声。在短期内这种说法是没错的，但在随

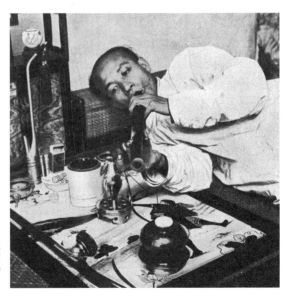

一张 1900 年左右的明信片：一个中国人在抽鸦片烟

迷困在摩耳甫斯的怀抱中

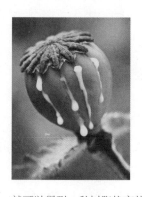

鸦片是罂粟花的提取物，罂粟花是一种非常美丽的罂粟属成员，几千年来在美索不达米亚和南部欧洲被广泛种植。当这种植物成熟之后，会分泌出一种白色的奶状液体，其中含有60多种复合生物碱，当中特别包括吗啡，在罂粟头枝中大量存在。当这种被希腊人称为"可待安"（kodeion）的罂粟果实（得名于罂粟中含有的一种生物碱"可待因"）开始发黄时，人们会将之切开，使其汁液自行流出，待晾干后就可以得到一种树脂状产物，其中含有16%的吗啡。通过刺激大脑边缘系统（情绪的发源地），这种物质可以消除疼痛和紧张，并营造出一种温和的快感。多次服用鸦片制剂的结果就是会产生耐药性，必须要不断地增大剂量才能获得与以往相似的快感效应，从而也就进一步形成了极强的依赖性。这种成瘾性给了海洛因（二乙酰吗啡）一种最佳的传播土壤，这种物质自然界中不存在，但由于其可以快捷地作用于大脑的特性（注射15~30秒见效，吸取则7秒见效），其效力可达到吗啡的4~5倍。海洛因是由德国拜耳医药公司的化学家们用吗啡进一步合成出的产品，1898年首次面市，作为吗啡的替代品来治疗咳嗽（在那个时期肺结核和肺炎是主要的致死因素）。在受到医学界热情的赞誉之后不久，人们没有想到的是，几年以后海洛因通过代谢又形成了吗啡，并在患者体内形成了强烈的依赖性：有些服用者宁愿不择手段地求钱来购买含海洛因的药物，甚至有些人去垃圾桶中寻求随便什么可以售卖典当的东西——这就是为什么现在把海洛因瘾君子称为"junkie"（卖旧货的）的原因。没有任何一种物质能像海洛因这样与毒品成瘾造成的破坏这么紧密地关联在一起，非常不幸地，这种毒品今天仍然在全世界两千万吸毒者中非常高效地流传着，在金三角（老挝、缅甸、泰国）和金新月（伊朗、阿富汗、巴基斯坦）地区，鸦片罂粟的种植非常的广泛。

后的几十年中，与找寻这种"伪造的天堂"相关的危险就逐一显现出来，被打下"神坛"的不只是通过鸦片及其衍生品，还包括很多类似苯二氮䓬类（阿提凡、劳拉西泮等）、巴比妥类药，以及其他神经系统抑制剂等可以作用在神经系统上的合成物质。

呼吸系统抑制

鸦片、酒精、苯二氮䓬类、巴比妥类等致幻药品所引发的快感和放松效应，往往也伴随着与参与脑干中呼吸控制过程的神经细胞间的互动。当人类摄入了过多剂量的此类药剂后，抑制作用会变得过分强大，以致完全阻滞了神经冲动向肺部的传输，并通过呼吸系统停摆而最终迎来死亡。在吸食海洛因等强效鸦片制剂的人群中，这种致死的风险尤其高，吸毒者由该毒品所引起的死亡率比不吸毒人员要高出20 倍，这还不包括超大剂量摄入的情况。不过，与我们通常所想象的不同，这种死亡很少是单纯由于血液中药品浓度过高导致，更多的是与其他抑制类药品相互作用的结果。

雷电

如果我们还能看得见闪电或听得到雷声，那证明我们还没有被劈到。

——老普林尼，《自然界的历史》卷 2,c77 ～ 79

雷电毋庸置疑是最爆裂的自然现象之一，最为常见，也最为可观：每一秒钟都有 2000 场雷阵雨袭击地球。平均每秒钟会出现 45 次闪电，也就是说每年总共有 15 亿次。在所有文明形态中，雷电都被看作是天神对于人类所作所为的震怒：在古希腊是宙斯，在古巴比伦是阿达德，以及印度的因陀罗和日本的雷神（仅举几例），所有的这些神祇都是会引起霹雳雷电发作的。

由于对产生这种现象的机制缺乏理解，在几个世纪中人类对于雷电彻底无计可施，甚而有时为之采取极其危险的行动。有些人相信在雷雨之夜敲击教堂的钟声可以中止暴风雨并驱赶雷电，有点像是教士冲向神的怀抱，并要求其宽恕人类的罪过一般。这种策略的有效性还大大有待提高，因为很多情况下，雷电常常会击中钟楼的金属大钟。据一份德国在18世纪进行的人口普查情况显示，在不到三十年内，雷电劈击教堂钟的案例达386起，其中有121人死亡或重伤。我们现在知道了，这些可怜的敲钟人出现在了最不应该出现的地方——钟楼是土地与带电云之间联通的一个非常理想的交汇点（见181页文框）。

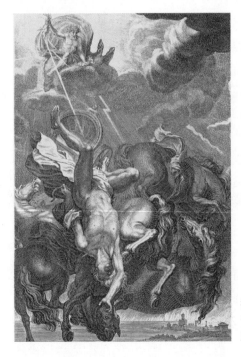

被宙斯用雷电打入凡间的太阳神之子 Phaéton（根据米开朗琪罗画作所制版画）

雷击是如何产生的?

形成雷阵雨的云（一般是绵延几公里的积雨云）通过不断膨胀获取了大量的带电粒子（电荷）：雨云的顶部带有正电荷，其底部（近地一端）则带有负电荷。这两个携带不同极性电荷的区域会形成一个电场，可以引发云层内部的放电现象，这可以通过天上的滚滚雷电表现出来（在雷雨天气，四分之三的雷电都是这种情况）。对人类更为危险的则是，云层底部带负电荷的粒子在地表会引起正电荷的聚积。虽然大气并不是一种电的良导体，但这种隔离力量在云的电场强度达到一定规模的情况下，并不足以阻止这种电荷之间的相互吸引。有一些肉眼看不见的携带负电荷的粒子（称之为"下行先导"）会向地表逃逸，引起已在地表积聚的正电荷的剧烈活动。这些电荷会优先选择地表水平海拔最高的点（如教堂的钟楼、树冠的尖顶、空地上站立的人等）进行集中，当下行先导足够近地的时候，在这些地表高点处会相应地形成一个"上行先导"。在这个阶段，"空气中带电"的情况会真实出现，随着两种先导的不断接近，可能会在地表突起物的顶端产生蓝色的闪光以及噼啪的响声（如在船的桅杆尖端发生的"圣·艾尔摩之火"），而若汇合点在人的身上的话，就会出现头发根根直立起来的现象。两种先导相遇的时候会造成天地之间的一个电传导桥，极强的电流通道得以形成：1万到2.5万安培的电流通过一亿到千万伏特级的电压形成超强短路效应，以每秒10万公里的速率从地表向空中的雨云行进。这种强电流导致的暴烈反应会引发空气的急速受热（最高可达3万摄氏度！），同时雷电中标志性的闪电就由此产生了。大量能量释放引发的空气受热同时伴随着一道声波从接触点开始传播，这就是雷电现象中"雷"的对应产物。我们总是先看到闪电再听到雷声，那是因为声波的传播速度比光的传播速度慢得多。如果想要知道我们所在的位置距离雷电落地电的距离，只需要计算从闪电出现的时间到开始听到雷声的时间之间的差，并将之除以3即可。既然已知闪电是由地面生成的现象，那么雷声自然也同样是由地面所生成的，因此我们总是会感到那震耳欲聋的雷声是在我们身边炸开的。

雷击致死

人体中存在着容量令人难以置信的电流，这种电流由神经产生，对于维持生命基本功能起着核心作用，被雷电击中的风险之一就是强大的电流通过人体释放出来，会干扰正常的放电式神经冲动。由于这个原因，由雷电击中而引发的死亡，与各种形式的触电死亡相类似，一般是那些对于神经信号依赖性极强的生理功能停止的后果，最常见的是心肺功能丧失。在对器官造成的伤害之外，这种雷电事故还会引发各种各样的标志性的现象，其中有些非常离奇（图2）。

尽管这种现象通常每次只致一个人死亡，但雷击仍然是自然现象中致死率最高的，从每年平均致死人数来看甚至超过了龙卷风和飓风。被雷电击中的人中，有10%死亡，70%会长期患有严重的后遗症，最典型的是丧失记忆和人格改变。有些非常不走运的人一生中会多次被雷劈中。罗伊·苏利文是弗吉尼亚州一名护林人，人们给他起了个外号叫"人肉避雷针"，他在1942—1977年间被雷击中七次，这个纪录至今未有人能打破。他在每次电击之后都侥幸存活下来，但却因此损失了一只脚趾甲和一对眉毛，同时臂上、腿上、胸部和腹部都

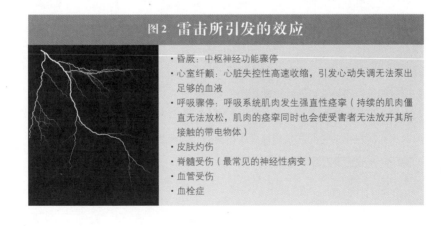

图2　雷击所引发的效应

· 昏厥：中枢神经功能骤停
· 心室纤颤：心脏失控性高速收缩，引发心动失调无法泵出足够的血液
· 呼吸骤停：呼吸系统肌肉发生强直性痉挛（持续的肌肉僵直无法放松，肌肉的痉挛同时也会使受害者无法放开其所接触的带电物体）
· 皮肤灼伤
· 脊髓受伤（最常见的神经性病变）
· 血管受伤
· 血栓症

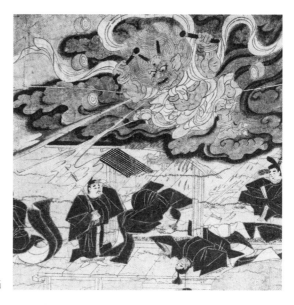

雷神。镰仓时代天神寺壁画

有大量创伤。

　　直接雷击　这种情况下，雷电所触及的正是被害人所处的地面，一般都是在开敞无遮盖的空间发生。电流从能够触及的最高点（头部或是雨伞等置于头部以上手持的器物）开始导入，通过所有较低的肢体和器官，并循环传递到土地中。当释放的电流在身体内通过时，其强度在数微秒之间就可以达到峰值1000安培的级别。头部和脚部的电势差超过30万伏特，幸运的是人体的电阻值是非常高的，绝大多数的电流会取道于阻值相对较小的部分（闪络）而仅在身体外部表面流过。但是随强电压而来的高热量会使身体的汗液迅速蒸发，衣物也会燃烧殆尽（连鞋和皮靴都不剩），金属质地的物件熔化，若与皮肤接触也会在身上刻下烙痕（如皮带扣等）。但无论如何，由于这条"闪电通路"的存在，使得在10～20毫秒的时间内通过身体的电流强度平均在3安培左右，这个强度同样会造成很多不良影响，但对于生命并不会有其他的威胁。绝大多数的电流在体表闪络（即身体之外）中通过，且电流停留在体内的时间一般极短，这些现象都起到了保护的功效，使得心室纤维性颤动或内脏被电流灼伤的风险保持在可控范围之内。

不过，闪电通过人体的电流强度之大通常会带来严重的病理后果，并有可能最终引发死亡。

非直接雷击　人们也可能通过周遭的物体作为媒介，以间接的方式被雷击中。比如说，如果人触及一个被雷电击中的电导体（管道、洞穴的内壁），那么强大的电流也可以穿过其机体造成极端严重的伤害。在树下躲雨也是很危险的做法，因为树木体内的汁液不是很强的导体，而在树旁边站立的人则可能会使得电流改道，以寻求一个电阻较少的通道，于是就有可能会产生一道旁生闪电，通过人体直达地面。这种旁生闪电也可以在人与人之间传递电流。这样，不幸在雷雨交加的时候身处开敞空间的人们必须要有意识保持一定的身体距离，以避免出现"集体遭雷击"的现象。最后，雷电造成的跨步电势差（闪电的电流击到地面之后会向各个方向发散而引起）也可以将电流传导到电击不远处人的身上，但不会引起重伤。但是若是牛群和羊群被雷电击中，往往会迅速集体死亡，因为电流在这些动物体内的传播通路是从前脚掌传递到后脚掌（或相反），其间必然会通过胸部和心脏。

家中的雷电

令人触电的电流强度远不需要达到引发雷电的那种程度。与普遍的看法相反，决定电击严重程度的主要因素，在大多数情况下不是电压而是电流的强度（安培数）。在实际生活中，很低的家用电压

（120 ～ 240 伏特）即可以导致人体触电。从人体被接入电路的那一刻起，电流即可以刺激神经系统并造成内脏器官的损伤，可能会造成致死的休克。举例说，为电灯供电的低功率（7.5 瓦特）120 伏特电压，只要使电流从一只手通过胸膛流向另外一只手，就足以产生触电的效果（图 3）。

电流能够被感知的阈值是 1 毫安，几毫安的电流量就可以引发本能的肌肉回缩反射。达到 16 毫安阈值的电流就会引发肌肉不受神经支配的紧张性收缩，使触电者无法放开传导电流的物体。当电流强度达到 20 毫安时就称为"摆脱电流"，与这种电流长时间接触非常危险，因为若这种强度的电流在胸腔中长时间存在，会导致呼吸功能麻痹从而致人死亡。在潮湿的环境下（比如触电者的手是潮湿的）这种程度的电流会造成非同寻常的危险性，因为这种情况下人体的电阻将从 10 万欧姆骤降至 1 千欧姆，抗电流的能力减弱了 100 倍。根据欧姆定律，电压（伏特）从数值上等于电阻（欧姆）与电流（安培）的乘积。120 伏特的电压在干燥的环境下一般只能引发 1 毫安的电流，甚至难以被人体察觉，但在潮湿的环境中，同样的电压可以产生强达 120 毫安的电流，足以使人触电死亡。因此不难理解绝大多数的低压触电案例都发生在潮湿环境里。

图3　60 赫兹直流电的效用

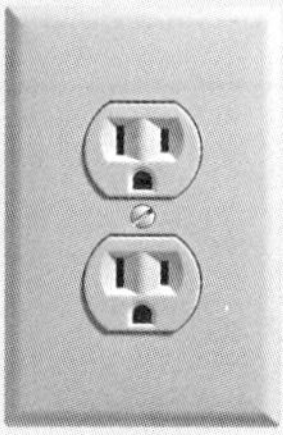

1 毫安	微弱可察觉
16 毫安	皮肤可以忍受的电流
20 毫安	呼吸肌肉麻痹
100 毫安	心室纤维性颤动的最大限度
2 安培	心跳停跳，内脏器官受损
15 ～ 20 安培	可熔断保险丝

当然，强度越大的电流危险性也就越大，特别在于其可以引发心室纤颤，那是一种非常严重的症状，心脏肌壁发生失控性收缩使得血液无法流动，无法为器官供氧。这种心室纤颤是电击引起的死亡中所最常见的直接导因，且只有通过心肺复苏术来恢复脑内血液循环，以及心脏纤维性颤动消除器的迅速干预才可以解除这种致命的危险。不过当电流超过 1 安培时，对于细胞（尤其是心脏细胞）所造成的伤害将是永久性的。如我们所见，可导致人类触电的最低电流强度与家庭中随处可见的电流强度相比是极其微弱的，保险丝通常是在 15～20安培的电流强度下才会熔断，而这已是能够引发重大损伤的电流强度的近千倍。

在同样原则的启发下，美国国家航空太空总署的工程师杰克·卡沃发明了一种名为"泰瑟"的射电枪。泰瑟枪的名称（TASER）是一部科幻小说书名《汤姆·A.斯威夫特和他的电枪》（Tom A Swift and his Electric Rifle）的缩写。至今这种射电枪已生产了 45 万支，全球很多国家的警察系统中都装备这种武器。这种武器会射出两枚带有挂钩的可依附于对方衣物上的探针，并在此间传递强度为 2 毫安、电势能达 5 万伏的电流。这种致人麻痹的放电过程会使肌张力间的协调性短暂丧失。

不常见但富有戏剧性，本章中提到的这些死亡方式时刻提醒着我们死亡的不可预见性，以及我们的身体在物理、化学、电力等随处可见的自然力量面前是如此的脆弱。

正在使用泰瑟枪的警察

第十章

死后发生的那些事

> 从我腐烂的躯体中将会长出鲜花，我将在花丛中得到永恒。
>
> ——爱德华·蒙克（1863～1944）

　　要了解人类死后发生的事情，需要将眼光放到更为宏观的能量循环系统，以及我们这个宇宙的构成方式，还有我们在生物界如何自处的问题。我们的星球是一个规模巨大且极度复杂的生态系统，其组成要素就是各种不同的生物机体。50亿年前，巨型恒星爆炸产生的气云和尘埃压缩凝集形成了地球，从那以后，其组成元素就没有发生过很大的变化，今天我们身边能够遇到的每一个原子，都来源于当年地球起源时的那一团星尘。尽管宇宙的体积是如此巨大，其中包含的银河系的数量都是个确确实实的"天文数字"，但我们却始终生活在一个孤立的角落，除了太阳的能量以外从来没有外来的物质加入，即使每年降落在地球上约1.5万吨的陨石碎片，与我们地球的质量（6×10^{24}

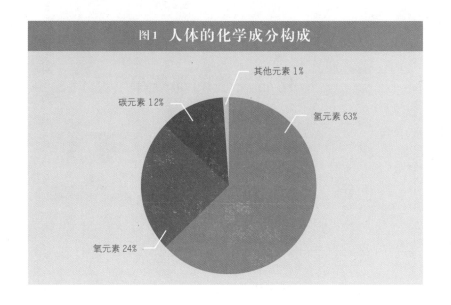

图1 人体的化学成分构成

其他元素 1%

碳元素 12%

氢元素 63%

氧元素 24%

公斤）相比起来也完全可忽略不计。每一块岩石，每一个机体，无论是细菌、植物还是动物，都是由最初的那些原子构造而成的，在数十亿年的岁月中不断地轮回转化。当然了，人类也不例外，构成我们身体的原子也经历着相同的轮回过程：在构成我们机体的约 7×10^{27} 个原子中，仅氢、氧、碳、氮四种就占去了其中的99%（图1），因此我们身上的某些原子非常有可能曾出现在远古时期的某棵树木、某个细菌，甚至某只恐龙身上。

显然的，同样的逻辑对于我们今天的身体也是有效的。如《圣经·创世记》第3章19节所谕："你本是尘土，仍要归于尘土。"无论我们是否信仰灵魂的存在，生命仅有的几个确定问题之一，就是组装成我们"人身"的原子在我们死后将必会与之脱离。这种物质循环的观念远远不像想象的那么病态，相反，这种观点会带来某种安慰——我们的消逝将使构成我们身体的元素重新分配，使其他的植物或动物的机体得以增加，并将我们作为地球生命代表的伟大旅程永远延续下去。明智的讲述者往往会倾向于规避对人体分解过程进行过多描述，这点可以理解，但对于更有探索精神的人们，这却是一个全新的视角，通过这个角度，可以将我们个体的存在置于一个更为宏观的背景下，从而以一种完全不同的视角来审视死亡。

尸寒、尸斑、尸僵

尽管是如此自然又如此必然，人体的腐败分解过程仍然是一个很难引人入胜的场面。很多文明葬礼上的一些特定仪式，可能正是希望死者过世后所要遭受的转化过程不要被其他人看到或嗅到。实际上，不管是土葬、火葬，抑或是将死者的尸体暴露在食腐鸟类中的天葬

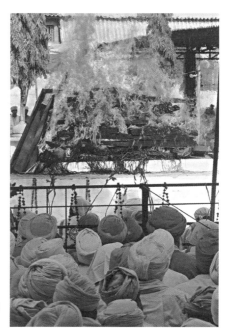

2009 年 6 月 4 日，印度巴旺村，锡克教的信徒们在 Sant Rama Nand 的火葬仪式中

（出现在琐罗亚斯德教文化中，亦称拜火教、祆教），所有这些传统都有着一个共同点，就是将尸体的腐败分解看作是一种丑恶的状态，并重点强调灵魂从肉体中的解放。

虽然人类尸体的腐败分解早在身体机能全部停止后四分钟左右就开始了，但一般情况下至少要在死后数天才能用肉眼分辨出这个腐化的效果，而这一幕可能会给那些不熟悉有机物质腐败过程的人们带来精神上的严重创伤。不过在达到这个阶段之前，尸体会呈现出一些性质上的改变，这些变化在推断死亡时间方面起着重要的作用，所以侦探推理小说的爱好者们可能对此都烂熟于心了。

最早可察觉的变化之一就是在尸体上出现特有的青紫绀（尸斑），这是由于重力的缘故，血液都在机体的下部沉积，导致皮肤出现褪色的现象。这种血液重新分布现象是由于尸体刚刚死亡，血管中会释放出大量的抗凝血酶（纤维蛋白溶酶），导致血液无法凝结而沉淀到低处的。这种尸斑在血液循环停止后便开始出现，在机体死后 12 小时左右达到巅峰。对血管施加非常轻微的压力，就会阻碍血液在接触点附近聚积，于是乎这种尸斑的分布状况受到死者过世时所处的体位影响极大，这是一个非常有用的特征，使法医可以轻易判断尸体是否被移动过。比如，如果死者是平躺着死去的，尸斑则应该出现在尸体躯干以及四肢的下部，还有耳垂之中。如果死者出现了上述这样的血沉积分布，但却被发现是面朝地板的，事情就可疑了！

死亡带来的第二种重要变化，就是尸体逐渐地变冷（尸寒），其体温会慢慢达到与周遭环境温度相一致的状态。很多环境因素都会对尸寒的进程产生重大的影响（衣物、脂肪厚度等），但一般情况下，死后的最初一个小时中体温会下降2℃，而在随后的一小时中下降1℃。

在死后最初的那几个小时中，最使人感兴趣的变化可能是尸体的

堕入僵尸状态

尸体的僵硬过程在历史上给人类带来的惊惧，其实是可以理解的，因为直到不久以前，随着造成肌肉紧缩的生物化学机制的日益明晰，导致尸体产生这种变化的决定因素才最终得到确定。

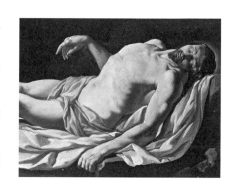

活细胞依靠氧气来产生三磷酸腺苷（ATP）作为其主要能量源，刚刚死去的机体细胞会被强行转化成为"应急之用"，肌肉中的糖原储备从此开始被用来生产 ATP。不过这种机制的效率是很有限的，不仅是因为在人死后几小时内所有这些 ATP 就会被彻底消耗殆尽，而且这个过程会导致代谢垃圾的大量产生，酸化肌肉细胞，并使正常情况下参与肌肉收缩的蛋白质产生功能转化。在正常情况下，这些蛋白质（肌纤蛋白和肌球蛋白）在接到神经系统传来的指令时才开始发挥作用。但是，在死者体内，细胞的酸化以及 ATP 的耗尽使这种限制不复存在，引发肌肉纤维间的反常交互作用，以及随之而来的肌肉强直。虽然这种肌纤蛋白和肌球蛋白间的相互作用强效且持久，能一直持续到人体降解过程正式开始之前，但它们仍不足以制造出真实的肌肉收缩和协调运动。死后尸体僵硬是由于死后数小时内 ATP 的彻底耗尽而引起的现象。正是这个原因，那些在死前发生了激烈肌肉运动的死者（即意味着耗损了身体中大部分葡萄糖和三磷酸腺苷的储备）一般会更快地进入僵硬状态。

还要注意，不要把尸体僵硬和尸体痉挛相提并论，后者是在死者临死瞬间发生的一种相当罕见的肌肉强直现象，造成这种现象的原因还不清楚，不过通常都与暴力死亡有关。

僵硬（尸僵）。这个奇怪的现象一般从死后两到三小时开始出现，是由于肌肉的（非自主地）僵硬导致的，这种肌肉紧张现象首先会出现在面部肌肉和颈部，随后逐步扩展到下肢。12～18小时后，死者就真正变得"死硬"了，这种状态可以在死后持续三天之久。造成这种僵直的机制在很长一段时间中都处于一种神秘的状态，并催生出了一些有点神神道道的信仰。举个例子来说，古希腊和罗马的医师相信他们能够通过这种机制让死者坐起来。但在现实中，尽管肌肉的确处于紧绷状态，但绝不能做到有效地随意伸缩（见191页文框）。

死亡后的自我毁灭

人死之后，由于氧气供应的终止，还会出现其他的后续后果：在组成身体各个器官的细胞中掀起一轮真实的自我毁灭进程（图2）。正如尸体僵硬的机理一样，这种被称为"自体分解"（自溶作用）的过程也主要是由 ATP 无氧燃烧时产生的乳酸造成细胞酸化而引起。这种酸化会产生一系列级联事件，使细胞的结构乃至组成物质发生无可逆转的变化。这种曾经惊人完美的组织和运作机制到此奏出了天鹅的挽歌：不同细胞栅格间的细胞膜开始溶解并变得可渗透；一些电解液（特别是钾离子）从细胞中逸出，在一些组织中反常地积聚起来（例如，通过观察眼球玻璃体中的钾含量就可以估计出死亡的时间）；大量的消解酶（一般是被储存在特殊的细胞框架中，并与其他细胞严格隔离的）被释放出来并吞噬细胞的主要组成部分（蛋白质、脂肪、DNA），使其更易受到损害，特别是对于那些与消化功能有关的器官——在这些器官（肠道、胰脏等）中一般都含有大量的消解酶。在器官整体死亡的几天之后，细胞也统一缴枪投降，剩下那些微呈酸性、无氧存在的尸体，其中所含有的丰富营养物质都不再有细胞组织

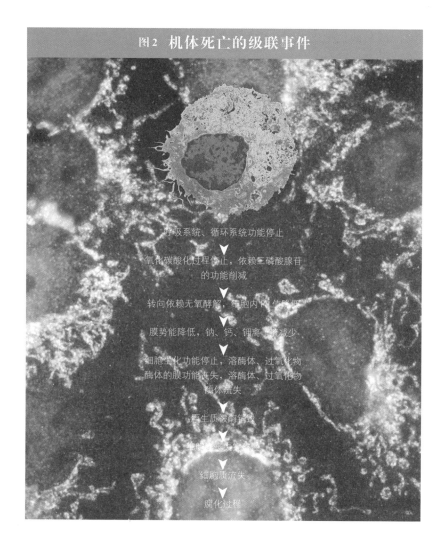

图2 机体死亡的级联事件

呼吸系统、循环系统功能停止

↓

氧化碳酸化过程停止，依赖三磷酸腺苷的功能削减

↓

转向依赖无氧酵解，细胞内 pH 值降低

↓

膜势能降低，钠、钙、钾离子流减少

↓

细胞生化功能停止，溶酶体、过氧化物酶体的膜功能丧失，溶酶体、过氧化物酶体流失

↓

原生质波酶销毁

↓

细胞核染色质变糊

↓

细胞质流失

↓

腐化过程

和免疫系统进行保护。简直是那些偶发性微生物繁衍的天堂！

在未及时进行防腐处理或火化的情况下，死后48小时左右尸体上会出现腐败的第一个表现，就是在右下小腹区域（髂窝）出现暗青色斑块，这区域在体内对应着结肠的第一节（盲肠）。这种褪色是由于大量细菌在肠腑的这个部分开始扩散所引起的（每克组织会产生数十亿细菌），会产生类似硫化氢类的气体，可以与血液中血红细胞携带的铁元素发生反应，生成一种淡青色的衍生物：硫血红蛋白。由于这种气体造成的体内压力不断增大，这些斑块随后会扩散到身体的其他区域（胸部、头部、四肢），且颜色会不断加深变黑。与此同时，在肠内生成的细菌与来自外部环境的数量惊人的援军会师，并开始通过血管向整个机体扩散，皮肤上会出现大理石状的斑纹（石纹状尸斑）。此时皮肤颜色的变化往往伴随着大量水泡的出现，其中充满了腐化过程中产生的气体和液体，其范围最大可达 20 厘米，覆盖体表皮肤的绝大部分。

细菌的滋生使组织释放出气体，身体内腔压力不断增加，引发惊人的鼓胀效果，常会使尸体的体积放大一倍。自然，由于大量细菌集中在腹部，所以肚子的膨胀是最显著的，但其他的部位也同样会被波及，特别表现在头部：有时眼球会被挤出眼眶，嘴唇突出，舌头也挂在口外。这种由微生物生成的气体，同时也造成了尸体腐烂时令人作呕的恶臭，这是由构成这种气体主要成分的物理性质决定的，如硫化氢、某些脂肪酸的衍生物（丙酸、丁酸），以及蛋白质的腐化产物（尸胺、腐胺等）（见 195 页文框）。

这些气体中，大多数都是通过自然孔窍（口腔、鼻腔、直肠、阴道）得以排出的，但有时在巨大内部压力之下，或是对于尸体进行处理之时也会出现皮肤爆裂的情况。历史学家奥代里克·维塔利斯在《诺曼底史》（第 7 部第 1140 页）中，描述的征服者英王威廉一世的死状就属于这种情况：

> 不过，在尸体入棺的时候，因为工匠笨手笨脚把棺木做得太小，因此不得不试图将身体蜷曲一下，这时，那鼓胀的大肚子突然裂开了，一股令人难以忍受的气味向周围的人群猛烈地袭

死亡的气息

觉察到死亡气息的能力，可
能是生物体的根本特质之一：最近
的经验表明，即使是蚂蚁或蟑螂等
生物也能够辨别出其同类死亡时释
放出的某些特定物质，并避免前往
那些场所（这是一种相当有用的直

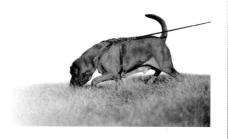

觉，因为这种气味往往意味着在那些环境中有天敌的存在）。

对于人类来说，尸体降解所发出的恶臭主要是由硫化氢造成的，这种物质
的味道有些类似臭鸡蛋或粪便排泄物（根据不同人感受不同）。蛋白质降解过程
会产生两种名称很引人遐想的物质：尸胺和腐胺。这两种物质也对尸体腐败过程
中生成令人作呕的气体起了不可忽视的作用，它们也是用于训练"寻血猎犬"的
主要诱导物。这种警犬有令人惊讶的天赋，甚至可以发现潜在水底的尸体：一只
寻血猎犬曾成功地发现了沉在瑞士莱芒湖（日内瓦湖）中一位失踪一年有余的游
泳者的尸体，尽管这具尸体潜在 45 米深的水下。这种寻血猎犬中最优良的犬种
是圣·休伯特犬，这是一种性格温顺的动物，由于在迪士尼动画片中的经典形象
布鲁托而在全世界广为人知。

腐胺 H_2N ⌇⌇⌇ NH_2

尸胺 H_2N ⌇⌇⌇⌇ NH_2

精脒 H_2N ⌇⌇ $\underset{H}{N}$ ⌇⌇ NH_2

精胺 H_2N ⌇⌇ $\underset{H}{N}$ ⌇⌇ $\underset{H}{N}$ ⌇⌇ NH_2

来。尽管香炉中毫不吝啬地堆满了乳香和其他的香料，但一切都是徒劳，根本无法盖过这股恶臭。所以当时教士们都急切地结束葬礼，惊恐万状地迅速抽身逃回自己的住所中。

我们应该给予充分理解，这些气体是那些占据了尸体的微生物进行代谢活动的直接结果。为了自我供养，这些细菌释放出多种专门分解复杂分子（蛋白质、多糖等）的酶，将大分子分解成为可以吸收的小碎片，这个过程对于细菌的生长是不可或缺的，但难闻的气体就会作为其代谢的垃圾产生出来。除此之外，这种细菌的降解活动在尸体分解时发生的组织液化或溶解现象中，也扮演着非常重要的角色。

决定腐败速度的因素非常之多。比如，在由感染而死或开放型伤口致死的尸体上，细菌扩散的速度远比其他的情况要快。相反，若死者是由于猛烈的毒药杀害而死，腐败的过程会被明显延长，因为细胞同样带有毒素，这使得造成尸解的微生物无法生长。在室温下，放置尸体的空间的湿度显然也是决定这个过程快慢的因素之一。一般有如下的规律：尸体在自由露天环境中放置一周，与浸水环境下两周，抑或土壤埋葬环境下八周的腐坏程度相同。

昆虫的介入

我在死去时，听到了一只苍蝇的嗡鸣。

——艾米莉·狄金森（Emily Dickinson）

这个著名的诗句就是一个预言，因为尸体（特别是遗落在露天环境下）对于绝大多数食腐昆虫来说具有着极大的吸引力。不同的食腐昆虫侵蚀尸体的顺序是有一定规律的，因此可以将尸体上某种昆虫的出现与死亡时间建立关联，在对谋杀事件调查中这是个非常重要的信息来源。这种调查策略可谓历史悠久。在 13 世纪时的中国，一名农民被锐器袭击而死，审案官员将所有的犯罪嫌疑人叫到犯罪现场，让他们分别带上自家的镰刀。其中一把镰刀引来了无数的苍蝇围绕，这正是由于在刀上有血液的残余，于是这把镰刀的主人不得不乖乖认罪。

直到 1894 年，法医让·皮埃尔·门格林（Jean Pierre Mégnin，1828—1905）出版了其著名作品《尸体上的动物：昆虫学应用》，首次详细记载了不同昆虫在尸体降解的过程中的侵蚀顺序，使得法医昆虫学作为一门独立学科建立起来。门格林不仅发现了昆虫普遍会在腐肉上聚集这个事实，而且还发现了由不同的昆虫组成的八个"梯队"，不同昆虫对于食物新鲜程度的兴趣不同，所以在腐烂的各个阶段分别前赴后继地到来，形成一个非常有序的队列。一般最先到来的昆虫总是双翅目的家蝇（一般苍蝇）、丽蝇（蓝绿色的绿豆蝇）和麻蝇（灰色肉食蝇）等。这些苍蝇喜欢在非常新鲜的尸体上产卵，因此会在人死后数分钟之内蜂拥而至，在此时尸体消解过程还没有正式开始。它们将卵产在人体的自然孔窦或是开放性的伤口内，使其幼虫（称为"蛆"）得以孵化并以腐化的尸体为食，从而通过形成中间蛹，最终成长为成年苍蝇。紧跟着这些最早的掘墓人到来的，是一些鞘翅目昆虫，包括一些名字很能引起不祥联想的苍蝇种类、甲虫（棺木蝇、火腿甲虫、挖坟甲虫等等）。其中一部分昆虫是直接以尸体为食，而还有一些更具机会主义精神的昆虫，则是以先来的那些食腐昆虫为食。这些族类到来的先后顺序和发展的速度，与尸体所处位置的气候环境及其"可得性"密切相关。对于那些经过了防腐程序，装在棺材中并深埋到地下的尸体，尽管它们发生降解腐败的速度大大地降低了，但毫无疑问迟早也会到来——人类的躯体，无论是土葬、火葬还是经过了防腐，最终都是要回归到尘土的本来状态，将那些宝贵的原子回馈到地球生态系统中，以便使生命在地球上的探险历程得以永恒地延续。

自然生成的木乃伊

在某些特定的气候条件下，腐化的过程会发生特异化，以至于出现尸体不完全降解的现象。比如在冰层下封存了5000多年的冰人奥茨，他于1991年在意大利与奥地利之间的山里被无意中发现，由于处于冻结状态，尸身保存相对完好。1950年在丹麦的一个泥炭矿中发现的图伦人，比奥茨就年轻很多了，这个自然形成的木乃伊的引人注目之处在于，其面部轮廓异常的清晰。不过，分析表明，这个人的死亡时间在公元前400年前后！这种良好的保存效果应归功于泥炭矿环境中的酸性水以及寒凉贫氧的环境，这会导致皮肤的干燥并自然晒黑。

一种非常罕见的尸体分解异常现象就是尸蜡的形成。尸蜡是一种在一些尸体上发现的化学组成与蜡相似的物质。这个术语来自于拉丁语中"adeps"（脂肪）和"cera"（蜡）的组合，最初由法国化学家安托万·弗朗索瓦·佛克洛瓦（Antoine François Fourcroy）创造出来，用于描述其在英诺森墓场关闭后发掘出的童尸上的一种介乎脂肪和蜡之间的物质。在这种神秘物质的吸引之下，佛克洛瓦和他的团队随后便揭示了其化学结构，实际上是与肥皂相似的。

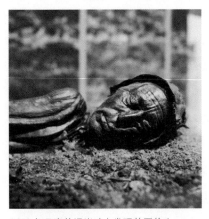

1950年丹麦的泥炭矿中发现的图伦人

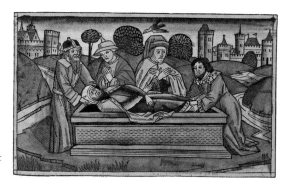

《约西亚的下葬》日耳曼圣
经插画，作者：无名氏

　　我们今天了解到，之所以会形成尸蜡，是因为在一些厌氧菌（特别是产气荚膜梭菌）参与脂肪组织的降解过程中会释放出自由脂肪酸，这些自由脂肪酸又与尸体之前发生的自体分解中产生的某些自由离子相螯合。在最理想的情形下，即指处于潮湿碱性贫氧环境时，释放出的脂肪酸可以与钠离子或钾离子结合，形成固态的化合物，与通过化学反应形成肥皂的方式相类似。当尸体腐化速度较慢的时候，这种"肥皂"主要是与尸水中非常丰富的钠元素结合，形成一种比较软，质地接近奶酪的物质。而当腐化速度较快时，细胞自体分解所释放出的钾离子会导致生成的物质更加坚硬，更加接近于灯台蜡烛的质地。显然，身体中脂肪含量较多的尸体（如儿童、妇女和肥胖者）更加容易被尸蜡覆盖。

　　但尸体中的脂肪转化为尸蜡仍然是一种极其罕见的现象，一般主要在潮湿的土地中下葬的遗体或是溺毙者身上发现。不过，一旦尸蜡形成，由于它具有与肥皂相似的杀菌性质，就可以大大推迟尸体腐败的进程。比如，在研究一个可追溯到罗马帝国时期的孩童墓葬时，就发现了一具被尸蜡包裹的尸体，在其死后 1600 年的岁月中仍然完好地被保存下来。

尸体防腐

古埃及人对人死后保持尸身的完整性的技术发展起着决定性的作用。在那个年代，死亡既不被视作生命的终结，也不被视作新生的开始，而是世俗生命的一种延续形式；要到另外一个世界去参见奥西里斯（阴司之神）的话，死者的躯体必须被完好保存，以作为其灵魂的永驻归宿。

制作木乃伊的习俗在埃及第三王朝时（公元前2800年）便已出现，达到顶峰的时期是第十八王朝、第十九王朝时期（公元前1550-前1070年），以拉美西斯二世的统治为标志。

木乃伊制作过程的构思设计非常复杂，我们有幸通过希腊历史学家希罗多德的发现来了解很多细节。仪式发生在一个70天的天狼星隐没周期中，这个过程首先是要利用一根铜棒通过鼻窦（筛骨）插入颅腔，以便将大脑蒸干，随后在颅骨腔中填上有防腐作用的各类树脂。

接下来，用埃塞俄比亚尖石片将肋下割开，将腹中的肠腑取出，用棕榈酒洗净内腔，撒上各种捣碎的香料，在腔中填满没药、肉桂等各种香料，仅有乳香不能使用，随后将伤口重新缝合。

——希罗多德《历史》第二部，86～87页

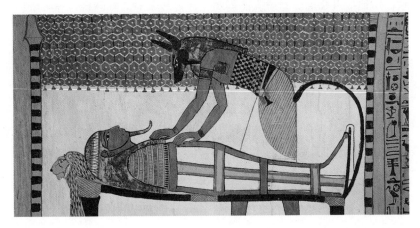

　　　　活着有多久：关于死亡的科学和哲学

在接下来的 50 天中，用泡碱对尸体进行脱水处理。泡碱是开罗和亚历山大城之间的几个湖泊在春天水位减退时留下的晶状沉积物，其中主要含有苏打和小苏打，可以用来吸收身体组织中的水分。最后，在尸体中填充好用于吸收体液的其他物质，并用浸满胶或松脂的绷带缠裹紧实。从埃及新帝国时期开始，从面部到肩部会用面具盖住，其中用整块黄金打造的图坦卡蒙面具可能是最出名的。

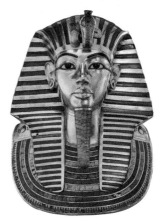

面具

当代防腐技术

今天进行尸体防腐技术的目的，不再是像古埃及人那样，寻求的是长期保存，更多的是为了使尸体在死亡到下葬仪式之间的这段时间不腐坏，制止疾病的传播，同时美化死者的遗容。

尸体防腐的过程在今天被称为 thanatopraxie（香料防腐，词源于 Thanatos，古希腊神话中的死神塔那托斯），其具体操作会根据死者僵硬程度以及死亡原因而有很大的不同，但一般都会包括如下这些步骤。首先向颈动脉或股动脉中注射数升包含甲醛（5%～35%）和乙醇（9%～56%）的消毒液体，以放出尸体中的血液。为使体液流出，还需要在相应的血管处（咽血管、股血管）进行切口。这种灌注液体中所含的甲醛（其溶液我国通称为"福尔马林"）是一种具有极强灭菌能力的物质，同时还可以与细胞内的多种蛋白质发生反应，使得组织中的化学物质得以固定；这种固定作用对尸体皮肤保持坚固起着主要的作用。在该溶液中可以加入一些色素，在皮肤上显现出一些桃红的色泽，使死者的尸体看上去更加栩栩如生。死者腹腔中的气体和液体也会被抽取出来，并使用防腐物质进行填充。虽然这种防腐技术可以有效地延长尸体的腐败周期，但其效用仅是临时性的，在死者下葬之后，空气和土壤中的微生物仍然最终会导致尸体彻底腐败消解。

即身佛：把自己变成木乃伊

即身佛（sokushinbutsu）缘起于日本北部，是指某些日本僧侣自愿地将自己木乃伊化的过程。这种死亡来源于一种激进的佛教教义，根据其思想，这个可以被感知的世界只是一个幻象，掩盖着一个与现实世界相分离的、非物质性的更高层次的世界。对于佛教徒来说，这种自我木乃伊化的第一步是辟谷千日，粒米不进，因为谷物和坚果都会引发身体中的物质性反应。在这个绝食的过程中，身体的脂肪被消减到最低的水平，减少了身体可供腐化分解的成分。在随后的1000日中，这种绝食被每日服用树皮和树根所取代，在这个阶段的尾声，还要饮下一碗由"生漆树汁"（d'urushi，这种物质含有剧毒，通常被用作虫胶）和着汤殿山泉水所沏的茶。今天我们了解到这种泉水中含有异常高浓度的砷元素，与生漆相混合，于是在身体里形成了一种既贫瘠又带毒的内部环境，如此便减少了死后身体被细菌或昆虫侵蚀而致腐败的风险。最后，在这个过程的最终阶段，僧人将自己紧缩在一个地下的僧房中，这个空间是如此的狭窄，以至于在其中只容许僧人采取坐莲的姿势进行禅想，与外界的一切联系全部切断，仅留下一个管道用于维持呼吸；还有一个小钟，僧人每天敲钟一次以便让外界得知自己仍未圆寂。当有一天这钟声彻底沉寂，这个坟墓则将被封印一千日，然后再将尸身迎请出来。成功地克服了尸体腐败的僧侣，被认为是已成为了佛主中的一员。今天在日本的很多寺庙中仍然可以见到这种木乃伊供人瞻仰。

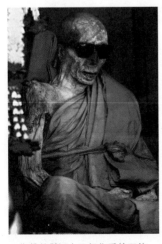
一位佛教僧祇木乃伊化后的尸体

我们这章中所讲述的事情，主要是写给那些由于对死亡的恐惧与无知而最

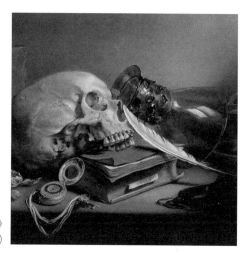

彼特·克莱茨:《虚空的静物》
（局部）

为不安的人。我们不是为了引发焦虑，而是引导大家去反思我们生命的短暂，以及我们的存在在地球上无非昙花一现的卑微地位。谦虚和逊让难道不是很多文化中共通的最根本的美德之一吗？

历史上只有最伟大的诗人，富有天才的洞察力和感知力的诗人，才能从如此难以直视的主题中咏出对爱的歌颂，如查尔斯·波德莱尔：

腐尸

爱人，想想我们曾经见过的东西，
在凉夏的美丽的早晨：
在小路拐弯处，一具丑恶的腐尸
在铺石子的床上横陈。

两腿翘得很高，像个淫荡的女子，
冒着热腾腾的毒气，
显出随随便便、恬不知耻的样子，

第十章　死后发生的那些事　　　　203

敞开充满恶臭的肚皮。

太阳照射着这具腐败的尸身，
好像要把它烧得熟烂，
要把自然结合在一起的养分
百倍归还伟大的自然。

天空对着这壮丽的尸体凝望，
好像一朵开放的花苞，
臭气是那样强烈，你在草地之上
好像被熏得快要昏倒。

苍蝇嗡嗡地聚在腐败的肚子上，
黑压压的一大群蛆虫
从肚子里钻出来，沿着臭皮囊，
像黏稠的脓一样流动。

这些像潮水般汹涌起伏的蛆子
哗啦哗啦地乱撞乱爬，
好像这个被微风吹得膨胀的身体
还在度着繁殖的生涯。

这个世界奏出一种奇怪的音乐，
像水在流，像风在鸣响，
又像簸谷者作出有节奏的动作，
用他的簸箕簸谷一样。

活着有多久：关于死亡的科学和哲学

形象已经消失，只留下梦影依稀，
就像对着遗忘的画布，
一位画家单单凭着他的记忆，
慢慢描绘出一幅草图。

躲在岩石后面、露出愤怒的眼光
望着我们的焦急的狗，
它在等待机会，要从尸骸的身上
再攫取一块剩下的肉。

——可是将来，你也要像这臭货一样，
像这令人恐怖的腐尸，
我的眼睛的明星，我的心性的太阳，
你、我的激情，我的天使！

是的！优美之女王，你也难以避免，
在领过临终圣事之后，
当你前去那野草繁花之下长眠，
在白骨之间归于腐朽。

那时，我的美人，请你告诉它们，
那些吻你吃你的蛆子，
旧爱虽已分解，可是，我已保存
爱的形姿和爱的神髓！

（查尔斯·波德莱尔：《恶之花》，1857，钱春绮译本）

第十一章

一笑而飏

死亡，与爱情一样，无疑也是人类历史上最能激发哲思和诗情的主题之一。因为，归根到底，我们得以战胜死亡的最好方式不就是笑着面对吗？

所有好的东西都有一个结束的时候，除了香肠，它倒有两个。[1]

——让 - 马克·米诺特（Jean-Marc Minotte）
笔名让·郎塞姆（Jean l'Anselme）[2]

我熄灭了！消防员临死前说。

——皮埃尔·多利（Pierre Doris）[3]

死亡是什么？最不该逝世的那一刻！

——克洛德·阿弗林（Clande Aueline）[4]

---

1 在法语中，"结束"与"端"是同一个词。
2 让－马克·米诺特（1919～2011）：法国乡土诗人，以黑色幽默风格著称。
3 皮埃尔·多利（1919～2009）：法国喜剧演员。
4 克洛德·阿弗林（1901～1992）：法国作家，诗人。

为什么要学习更好地接受死亡呢？不是任何人都在第一次就做得很好吗？

——尼古拉·德尚福尔（Nicolas de Chamfort）[1]

当一个伟人的心脏停止跳动的时候，我们就以他的名字命名他的动脉。

——欧仁·拉比什（Eugène Labiche）[2]

永远不要把生命看得太严肃。不管怎么样，你都没法活着从那里走出去。

——阿尔伯特·哈伯德（Elbert Hubbard）[3]

虚空，就是没有我的宇宙。

——伊夫·斯康达尔（Yves Scandel），笔名安德烈·苏亚雷斯（André Suarès）[4]

健康是一种脆弱的状态，无法预期。

——儒勒·罗曼（Jules Romains）[5]

时间会把人的皮肤揉皱，但却把车轮胎的皮肤磨平。

——保罗·莫朗（Paul Morand）[6]

1　尼古拉·德尚福尔（1740～1794）：法国大革命时期作家，诗人，伦理学家。

2　欧仁·拉比什（1815～1888）：法兰西学院院士，剧作家。

3　阿尔伯特·哈伯德（1856～1915）：美国艺术家，作家，哲学家，出版商；其著作《致加西亚的信》在当代影响广泛。

4　伊夫·斯康达尔（1868～1948）：法国诗人，评论家，与纪德、克洛岱尔、瓦勒里合称《新法兰西评论》四大台柱。

5　儒勒·罗曼（1885～1972）：法国诗人，作家。

6　保罗·莫朗（1888～1976）：法国文学家，法兰西学院院士，现代派文学运动领导者，保罗·莫朗文学奖就是以他命名的。

死亡就是离开土地的同时扎进土地。

——安德烈·比拉波（André Birabeau）[1]

所有活着度过的时间，从长远看都是致命的。

——雅克·奥迪贝蒂（Jacques Audiberti）[2]

他既然死了，那么我为什么还要去参加他的葬礼，既然我已经确定他不再会是我的朋友了？

——雅克·普莱维尔（Jacques Prévert）[3]

实在是不能忍受死亡这个话题，因为它会弄死你。

——克劳德·罗伊（Claude Roy）[4]

正是死亡的阴影才使人感觉到生命的轻松。

——英格玛·伯格曼（Ingmar Berman）[5]

应该活得长一些，甚至更长一些，甚至再长一些，那样随着时间的流逝，我们就能享受地看着那些曾嘲笑我们的人被埋掉了。

——让·杜图尔（Jean Dutourd）[6]

---

[1] 安德烈·比拉波（1890～1974）：法国小说家，剧作家，电影编剧。

[2] 雅克·奥迪贝蒂（1899～1965）：法国小说家，剧作家。

[3] 雅克·普莱维尔（1900～1977）：法国诗人，编剧，以电影《天堂的孩子们》而闻名文坛。

[4] 克劳德·罗伊（1915～1997）：法国诗人，1985年龚古尔文学奖得主。

[5] 英格玛·伯格曼（1918～2007）：瑞典剧作家，主要作品有《第七封印》、《野草莓》等。

[6] 让·杜图尔（1920～2011）：法国小说家，法兰西学院院士。

世间最好的死亡，应该是在 80 岁的时候被一个吃醋的丈夫用左轮手枪打死。

——弗朗西斯·布朗什（Francis Blanche）[1]

生命：地球上的过客；死亡：地底下的过客。

——雅克·卡雷疆（Jacques Kalaydjian），笔名季卡（Jicka）[2]

贪吃者的坟墓是自己用牙挖出来的。

——亨利·埃蒂安（Henri Estienne）[3]

人类所有不幸的根源都来自于一个问题，那就是不知道怎么同在一个房间里好好地休息。

——布莱斯·帕斯卡（Blaise Pascal）[4]

死神活捉不了我！

——让·谷克多（Jean Cocteau）[5]

我们可以印证很多形同虚设的物品的例子；例如墓园的墙，上面写着：在里面的都没法出去，在外面的没人想进来。

——马克·吐温（Mark Twain）[6]

1　弗朗西斯·布朗什（1921～1974）：法国作家，演员。

2　季卡（1926～2005）：法国新闻漫画家。

3　亨利·埃蒂安（1528～1598）：文艺复兴时期法国出版商人，希腊文学者。

4　布莱斯·帕斯卡（1623～1662）：法国神学家，宗教哲学家，数字家，化学家，音乐家，气象物理学家。澄清了压强的概念并命名了压强的计量单位。

5　让·谷克多（1889～1963）：法国艺术家，设计师，诗人。

6　马克·吐温（1835～1910）：美国小说家，幽默大师，以《汤姆·索亚》系列小说闻名于世。

他死了这个事实并不能确凿证明他曾经活过。

——斯坦尼斯洛·哲基·勒克（Stanislaw Jerzy Lec）[1]

死了的小白兔不怕大灰狼。

——俄罗斯民谚

若当人无话可说时就会死亡，那立刻就会死掉一大片人。

——瓦农神甫（Abbé de Voisenon）[2]

我们都能成为诗人，我们早晚都能生出蛆来[3]……

——乔治·雅克·丹东（Georges Jacques Danton）[4]

睡眠是向死亡借来赞助生命的一种东西。

——阿瑟·叔本华（Arthur Schopenhauer）[5]

该死的人就算是开灯具店的也会死在黑暗里。

——哥伦比亚民谚

刚强者易折，而柔弱者长存。

——中国民谚

1　勒克（1909～1966）：波兰诗人。
2　瓦农神甫（1708～1775）：法国文学家，法兰西学院院士。
3　法语中"蛆"和"诗句"发音、写法都一样。
4　丹东（1759～1794）：法国律师，大革命时期知名政治家，山岳党党魁。
5　叔本华（1788～1860）：德国著名哲学家。

教皇死后，圣体也不会比教徒多占多少地方。

——西班牙民谚

老去本是那么的神奇，但可惜就是下场太糟了。

——弗朗索瓦·莫里斯（Francois Maurice）

每个人都应期待死得安然。因为最后都必将化为尘土。

——法国民谚

死亡不在山后，而在身后。

——俄罗斯民谚

有两件东西让人无法直视：一是太阳，一是死亡。

——弗朗索瓦·德·拉罗什富科（Francois de la Rochefoucauld）[1]

死亡，归根到底说起来，不过就是一个教育上的失败，因为它是不知道怎么活着造成的。[2]

——皮埃尔·达克（Pierre Dac）[3]

有些人死得太早，有些人则死得太晚，在该死的时候死的人少之又少。

——弗里德里希·尼采（Friedrich Nietzsche）[4]

1　拉罗什富科（1613～1680）：法国贵族，箴言作家。
2　法语中"知道怎么活着"意指"生活常识"。
3　皮埃尔·达克（1893～1975）：法国喜剧演员。"二战"期间自由法国运动代表人物。
4　尼采（1844～1900）：德国哲学家，对现代哲学体系影响深远。

在疾病之外，还有战争，死亡，行吗？

——约瑟夫·德勒泰（Joseph Delteil）[1]

我想要在死亡到来的时候，站在田野里，身披阳光，

好过躺在褶皱的被单上，躺在百叶窗的阴影里，蜜蜂也不光顾。

——让·费拉（Jean Ferrat）[2]

死亡，本不应当让你迟一刻到来，

但一只小手突然出现，将我的手紧紧握起。

谁给那些褪色的年月重又涂上了颜色？

这份真实就涵盖了人世间的无数。

只要梦中一个动作，一个手势，轻轻地拂在我身，

夜里，你的额头靠在我身，

大大的眼睛忽闪忽闪，

立刻，一切都好似变成了这个宇宙中的一片麦田。

——路易·阿拉贡（Louis Aragon）[3]

切！我死后，留在世上的也都是将死之人。

——妮侬·德·朗克洛（Ninon de Lenclos）[4]

1　约瑟夫·德勒泰（1894～1978）：法国诗人。

2　让·费拉（1930～2010）：法国作家，作曲家，音乐人。

3　路易·阿拉贡（1897～1982）：法国超现实主义、达达主义诗人，作家。

4　妮侬·德·朗克洛（1620～1705）：路易十三时代名仕女，作家，艺术赞助人（此句是其病榻遗言）。

死亡，那可是人生要做的最后一件事啊。

——安德烈·乌姆塞尔（André Wurmser）[1]

人啊，这个被判了死刑的犯人啊！

——儒勒·雷纳尔（Jules Renard）[2]

死亡是那么的具有强制性，简直就像是一道手续。

——马瑟·巴纽（Marcel Pagnol）[3]

死亡是一种生活的理念。死亡之所以恐怖，是因为生活已经堆了这么多的人生要去处理。

——保罗·瓦雷利（Paul Valery）[4]

你安息，剩下的交给我们。

——美国殡葬业协会的广告标语

亲人过世，所以他睡着也握着拳头。[5]

——儒勒·雷纳尔（Jules Renard）

---

[1]　乌姆塞尔（1899～1984）：法国政论家，作家，激进共产主义者。

[2]　儒勒·雷纳尔（1864～1910）：法国小说家，剧作家；其作品《萝卜孽子》是脍炙人口的文学佳作。

[3]　马瑟·巴纽（1895～1974）：法国乡土作家，电影编剧。其《普罗旺斯三部曲》在法国妇孺皆知。

[4]　保罗·瓦雷利（1871～1945）：法国作家，诗人，哲学家。

[5]　法国习惯性标语：亲人过世，本店停业。

我们不去为死亡做准备。我们放纵生命尽享自由。

——保罗·克洛岱尔（Paul Claudel）[1]

疾病：死亡的前哨站。

——儒勒·雷纳尔（Jules Renard）

人类有史以来听到过的最蠢的话，就是类似"明天会更好"的表达。除了腐烂、消解和虚无，哪里还有别的明天？

——弗朗索瓦·莫里亚克（François Mauriac）[2]

每一个终会走向死亡的凡人都是由两个人组成的：一个是过去的他，这个人支撑着现在站着的这个他。

——亨利·德·蒙泰朗（Henry de Montherlant）[3]

苦难绵延一个世纪，而死亡则一瞬而已。

——让·巴蒂斯特·格拉塞（Jean-Baptiste Gresset）[4]

死亡不是最神秘的事物，活着才是。

——亨利·德·蒙泰朗（Henry de Montherlant）

哲学，就是了生死。

——米歇尔·德·蒙田（Michel de Montaigne）[5]

1　克洛岱尔（1868～1955）：法国剧作家，诗人，外交官，法兰西学院院士。
2　莫里亚克（1885～1970）：法国小说家，1952年诺贝尔文学奖得主，法兰西学院院士。
3　蒙泰朗（1895～1972）：法国评论员，小说家，剧作家。
4　格拉塞（1709～1777）：法国诗人和剧作家。
5　蒙田（1533～1592）：文艺复兴时期法国作家，以《随笔集》三卷留名后世。

死亡？那得让我能活到那时候！

——让·保朗（Jean Paulhan）[1]

学会死亡是件高贵的事情。

——伊壁鸠鲁（Epicure）

死亡并不怎么令我感兴趣，我本人有时就有一种想要哪天停下脚步死死看的冲动。

——儒勒·雷纳尔（Jules Renard）

没有多少人在死去的时候还是他自己！

——埃德蒙 & 儒勒·德·龚古尔（Edmond et Jules de Goncourt）[2]

应是安享天年，他却深以为侮。

——罗贝尔·萨巴蒂埃（Robert Sabatier）[3]

把每一天都当作最后一天来过。

——贺拉斯（Horace）[4]

1　让·保朗（1884～1968）：法国出版商，作家，文学评论人，《新法兰西评论》（NRF）的
　　创始人之一。
2　龚古尔兄弟，哥哥为埃德蒙·德·龚古尔（1822～1896），弟弟为儒勒·德·龚古尔
　　（1830～1870）：法国小说家，龚古尔文学奖创始人。两兄弟毕生形影不离，共同创作。
3　萨巴蒂埃（1923～2012）：法国作家，诗人，《法兰西诗歌史》之17世纪卷的编撰人。
4　贺拉斯（前65～前8年）：罗马奥古斯都时期著名诗人，著有《诗艺》，是罗马文学"黄
　　金时代"代表人之一。

人可以接受死亡，但却不可以接受自己的死亡。人可以任何时候死去，只要别是自己该死去的时候就好。

——埃米尔·米歇尔·萧沆（Emil Michel Cioran）[1]

若你想要活着，那你就想要死亡；不是的话，你就根本没有懂得什么是活着。

——保罗·瓦雷利（Paul Valery）

生命会杀人。

——路易·斯居耐特（Louos Scutenaire）[2]

今年是我，明天就是你。

——阿尔及尔一个墓园进门处的碑铭

想要让人长生不老，就是想要让一个错误永续无穷。

——阿瑟·叔本华（Arthur Schopenhauer）

他与所有的死人握了手，然后排在他们队伍的后面。

——埃利亚斯·卡内蒂（Elias Canetti）[3]

我那时清楚地告诉你们我病了！

——一块墓碑上的墓志铭

---

1 萧沆（1911～1995）：罗马尼亚哲学家，社会学者。
2 斯居耐特（1905～1987）：比利时超现实主义诗人，无政府主义者，社会活动家。
3 卡内蒂（1905～1994）：保加利亚犹太人小说家，社会学家，1981年诺贝尔文学奖得主。

在你转弯处的角落里，总有死神在旁边寻伺。

——巴黎万人坑中的标语

他们也曾像我们今朝，如随风飘扬的一捻尘，

如人性般脆弱，如虚空般软弱。

——阿尔封斯·德·拉马丹（Alphonse de Lamartine）[1]

我在镜子里面观察死亡他所从事的事业。

——让·谷克多（Jean Cocteau）

他对最终极的恐惧展开了挑战，然后他死了。

——埃利亚斯·卡内蒂（Elias Canetti）[2]

灵魂不灭论是由于对于死亡的恐惧或是由于对于死者的依恋而发明出来的。

——古斯塔夫·福楼拜（Gustave Flaubert）[3]

除了对于死亡的恐惧以外，真没有什么能够让他留在这个世上。

——儒勒·雷纳尔（Jules Renard）

一个人的死是场悲剧，百万人的消失，那是统计。

——约瑟夫·斯大林（Joseph Staline）[4]

1　拉马丹（1790～1869）：法国浪漫主义诗人，法兰西第二共和国政治家。
2　埃利亚斯·卡内蒂（1905～1994）：英国作家，在保加利亚出生，用德语写作，曾获1981年诺贝尔文学奖。
3　福楼拜（1821～1880）：法国文学家，其著作《包法利夫人》影响了法国文坛。
4　斯大林（1878～1953）：前苏联领导人，于1924～1953年执政30年。

死亡很有爱，因为他给我们出了一个思考死亡的考试题。

——儒勒·雷纳尔（Jules Renard）

死亡太沉重了……里面装的满满的可都是生活啊。

——费利克斯·勒克莱尔（Félix Leclerc）[1]

那些没有在死亡前死过的人，在真死后要迷路的。

——雅各布·伯麦（Jocob Boehme）[2]

致我的老公，结婚一年后就过世了。

他的妻子感谢他。

——拉雪茨神甫公墓中一块墓碑上的墓志铭

你有整个一生供你消遣，还有整个死亡供你休息。

——弗朗索瓦·拉伯雷（François Rabelais）[3]，《饮酒习惯公约》

他出师未捷身先死了。

——詹姆斯·乔伊斯（James Joyce）[4]

不管人爬到多高，最后的结果一定还是尘归尘土归土。

——亨利·罗什福尔（Henri Rochefort）[5]

---

1 勒克莱尔（1914～1988）：法国诗人，词作家，魁北克政治活动家。

2 雅各布·伯麦（1575～1624）：德国宗教传说记叙家，神学家。

3 拉伯雷（1493～1553）：法国文艺复兴时期作家，人文主义代表人物，以《巨人传》著名于世。

4 乔伊斯（1882～1941）：爱尔兰作家和诗人，代表小说有《尤利西斯》、《都伯林人》等。

5 罗什福尔侯爵（1831～1913）：法国政治人物，作家，《费加罗报》长期专栏作者。

生命是欣然的，死亡是安详的。但纠结的就是两者之间的那一步转化过程。

——伊萨克·阿西莫夫（Isaac Asimov）[1]

床是世界上最最危险的地方：有 80% 以上的人都是死在床上的。

——马克·吐温（Mark Twain）

自从她老公死后，她就再也没有感到孤单过。

——吉尔贝·塞斯勃洪（Gilbert Cesbron）[2]

恐惧皆是庸人自扰。

恐惧的本原是对于现实状态的抗拒。

恐惧必须在有恐惧的对象，并将其置于某个特定情境下才会存在。

恐惧是精神状态创造出的。

只有自我认知才能帮助你战胜死亡。

自我认知是智慧的根源，

也是恐惧的末路。

——吉杜·克里希那穆提（Jiddu Krishnamurti）[3]

1　阿西莫夫（1920～1992）：美国生物化学教授，科幻小说作家，门萨学会成员。

2　吉尔贝·塞斯勃洪（1913～1979）：法国天主教作家。

3　克里希那穆提（1895～1986）：印度深有影响力的灵性导师，哲学家，慈善家。

三十年前，我的一个导师兼良友，本·苏勒仕奇（Ben Sulsky），患上了严重的急性心脏病，需要进行多次大手术。那时，他与死神近在咫尺。他决定从此彻底改变生活的方式。戒烟，每天坚持体育锻炼，健康饮食，坚持学术活动，热心参与慈善工作，凭着这一项一项的攻克目标，他的整个人生形态彻底变化了。他在 73 岁时学会了网球，80 岁时学会了打高尔夫。今年他 85 岁了。他疯狂地热爱生活，是个极富幽默感的伊壁鸠鲁主义者，[1] 极具探索和颠覆精神，并异常地慷慨大度。要战胜对于死亡的恐惧，最好的方式不就是慷慨地投入所有的感情去热爱生命吗？

1　伊壁鸠鲁（Epicurus 前 341～前 270 年）：古希腊哲学家，在雅典创造了以其命名的伊壁鸠鲁学派，主张以原子论的视角发展现世享乐主义，认为善来自于快乐，而快乐需要远离社会责任与社会活动。

结　语

> 我不怕死。我在出生之前的几十亿年又几十亿年前就已经死过了，我还没有受够这个世界呢。
>
> ——马克·吐温

　　虽然人类的一个基本特点就是对于生命无常的清晰认识，但死亡对于个人来说仍然是一个巨大的考验，我们必须付出一生的全部努力来解决这个问题。面对死亡，没有一种通用的"指导手册"；我们在生命终结前表现出的态度取决于我们的基因、知识、过往经历综合形成的即时情绪，以及所有这些对于我们世界观和价值观产生的普遍影响的一个大杂烩。对于某些人，这些因素使死亡变成了终极的恐怖，一种不可直视的绝对厄运；而对于另外一些人，他们将死亡看得很正常，坦然地面对。虽然逃避死亡是所有生物的本能直觉，完全属于正常反应，但死亡引起的恐惧心态则是一个简单纯粹的主观问题，只有人类才会有这种反应。

　　对于死亡引发的焦虑，人类的过往生活经验起着重要的作用，但同时也有对这种恐惧进行调整的可能性，通过利用我们出类拔萃的智慧来驯服无可避免的衰老过程，以及生命的消逝给我们带来的消极影响。在这层意义上，阻止我们坦然接受死亡的最大难题，更多是来自于对生命和维持生命的机制的不够理解。当我们认识到维持生存所需要的如此繁复脆弱的过程，以及生命发展到我们所见的这个阶段需要跨过的无穷无尽的障碍，我们只能惊叹自己竟有机会出现在这个世界上。死亡并不是反常的事件或是荒谬的来源；正相反，有机会活着才是一个奇迹。

死亡是生命得以演化的先决条件。正因为人类出现之前无数生物的死亡，才使我们今天得以行于天地之间，我们自己的死去，也使新的一代物种有机会出现。没有死亡的世界注定会处于一种恒久死寂和僵化的状态，每一个个体先天的禀赋使其无法发生实质性的进化。

在宇宙形成以来的几乎全部时期，我们都不曾存在，而再过几十年后我们也会再次消失，如地球上的任何生物一样。但在一个很短的时期里（哦！如此的短暂），很多特殊的临时条件因缘际会地凑在一起，生成了一个独一无二的生命，就是我们所拥有的这个，从未在过去出现过，也永远不会在未来再次出现的生命！与其时刻笼罩在对死亡的恐惧中，不如好好地利用在地球上的短短一生，欢度生命中难得的每一天，庆祝我们能有机会参与到这场难以想象的历程中来。尽管最终必然会终结于死亡，但生命绝对是一场伟大的经历。